RECHERCHES

ET CONSIDÉRATIONS

SUR

LA RIVIÈRE DE BIÈVRE,

OU DES GOBELINS;

Et sur les moyens d'améliorer son cours, relativement à la salubrité publique et à l'industrie manufacturière de la ville de Paris;

LUES A L'ACADÉMIE ROYALE DE MÉDECINE,
Le 29 Janvier 1822,

PAR MM. PARENT-DUCHATELET ET PAVET DE COURTEILLE,

Docteurs en Médecine de la Faculté de Paris, Médecins des dispensaires de la Société Philantropique et de la Garde Nationale, Membres de plusieurs Sociétés savantes, regnicoles et étrangères, etc.

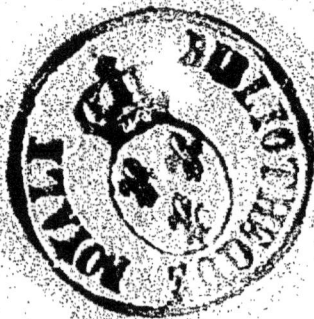

Ædiles... non permittant in viis neque stercora projicere, neque morticina, neque pelles jacere.—PAPINIAN. *l. 1. ff. De viâ publicâ et si quid in eâ factum esse dicatur.* Lib. XLIII, tit. x.

A PARIS,

CHEZ CREVOT, LIBRAIRE,

Place de l'École de Médecine, No. 22.

1822.

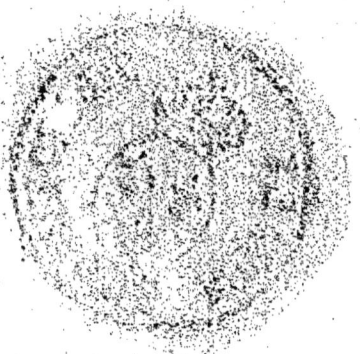

A la Mémoire

de

Jean-Noël Hallé

Notre Maître, notre Ami

———◆———

Lorsque nous présentâmes ce Mémoire à l'Académie Royale de Médecine, le Mardi 29 Janvier 1822, nous étions bien loin de penser que c'était pour la dernière fois que notre célèbre Maître M^r. le Professeur HALLÉ présidait la Séance de cette illustre Compagnie, et que nous n'aurions bientôt plus que la triste consolation d'offrir un simple hommage à sa mémoire. Après nous avoir aidé paternellement de ses sages conseils, après nous avoir donné son approbation dans le particulier, il nomma publiquement MM. RULLIER, ADELON et DOUBLE, pour faire un Rapport à l'Académie : ces Messieurs ont bien voulu nous accorder un suffrage qui nous honore, et qui nous flatte d'autant plus, qu'il ne peut que donner du mérite à notre travail, en démontrer l'utilité, et engager les autorités administratives, à l'exécution des moyens d'amélioration et d'assainissement que nous proposons, dans les vues de l'intérêt général. Nous les prions de vouloir bien agréer ici le témoignage de notre gratitude.

RAPPORT

FAIT SUR CE MÉMOIRE A L'ACADÉMIE ROYALE DE MÉDECINE.

L'ACADÉMIE a confié à MM. ADELON, RULLIER et DOUBLE, le soin de lui faire connaître un ouvrage manuscrit, intitulé *Recherches et Considérations sur la rivière de Bièvre*, etc., par MM. Pavet et Parent.

Le titre seul de ce Mémoire, réveille dans les esprits plus d'un souvenir; il commande divers genres d'intérêt.

C'est par des méditations sur le même sujet, que l'on vit commencer, il y a plus de trente ans, l'une des réputations médicales les plus souhaitables de notre tems; c'est dans un travail de cette nature, que s'ouvrit pour ainsi dire la carrière de l'homme à jamais regrettable, qui envisagea le premier de si haut toutes les parties de l'hygiène.

On lui doit, personne ne le contestera, d'en avoir rassemblé   matériaux épars, de les avoir travaillés et disposés de manière à en former un ensemble régulier, un corps complet de doctrine; c'est ainsi que par son génie et par son savoir, nous avons vu cette bran cheimportante de nos connaissances s'élever à la dignité, nous avons presque dit, à la perfection d'une véritable science.

MM. Pavet et Parent ne pouvaient pas prendre un meilleur guide, ni choisir un plus beau modèle; qu'ils l'imitent toujours, qu'ils le suivent en toute chose, ils se montreront dignes de cette belle réputation, si justement acquise.

La rivière de Bièvre est un des points les plus importans et les plus remarquables de la topographie de la ville de Paris; sa constitution physique, les modifications qu'elle a éprouvées successivement par l'action des forces de la nature et par les mains du tems, par les travaux des hommes et par les progrès de la civilisation; les améliorations dont elle est encore susceptible; tous ces points présentent pour l'histoire physique et pour l'état sanitaire de la capitale, un intérêt immense.

Mus par ces hautes considérations, les auteurs du Mémoire que nous examinons, ont cru devoir faire un travail complet sur cette matière.

Ils ont divisé leur sujet en trois parties.

La première, contient la description physique de la rivière de Bièvre ou des Gobelins.

La seconde, présente l'énumération des nombreux établissemens d'industrie manufacturière placés sur cette rivière.

La troisième, est consacrée à l'exposition de ses inconvénients et de ses avantages considérés :

1°. Relativement à la salubrité publique;

iij

2°. Relativement à l'industrie manufacturière.

On prend une haute idée de tout ce que peut, même avec de faibles secours, l'industrieuse activité de l'homme, lors qu'on voit la grande quantité d'ateliers, alimentés par le faible ruisseau de la Bièvre; et certes, le commerce et les manufactures de la ville de Paris en retireraient de bien plus grands avantages, si l'autorité voulait introduire dans ce quartier, les diverses améliorations dont il est susceptible.

La salubrité particulière de ce populeux faubourg, et par suite la salubrité générale de la ville, y gagneraient beaucoup.

Encore que depuis long-tems, ce quartier n'ait pas vu régner parmi ses habitans de maladies populaires, on ne doit cependant pas perdre de vue, qu'à plusieurs époques, on y a remarqué des épidémies graves, et comme il est probable que la cause générale de chaque épidémie, réside dans la réunion d'un plus ou moins grand nombre de conditions nocives, il faut travailler soigneusement à éloigner celles, que l'on peut plus ou moins facilement détruire.

En dernier résultat, toutes les améliorations à faire sur les bords de la rivière des Gobelins, peuvent être ramenées aux trois conditions suivantes:

1°. Donner plus de rapidité et plus de régularité à l'axe d'écoulement des eaux;

2°. Faciliter le curage de la rivière, et rendre ce travail plus fréquent, plus régulier et plus complet;

3°. Dégager convenablement les bords de cette rivière, de manière à y établir une grande et libre circulation d'air et d'eau.

Les auteurs du Mémoire que nous examinons, ont fait les recherches les plus grandes; ils sont entrés dans les détails les plus satisfaisans, non-seulement pour signaler toutes les utiles améliorations capables d'atteindre ce triple but, mais aussi pour faire connaître les divers moyens qui peuvent en faciliter l'exécution.

L'Académie joindra sans doute ses vœux et son influence aux méditations et aux travaux de MM. Parent et Pavet, pour attirer sur ce sujet la secourable attention et la vigilante sollicitude de l'autorité administrative.

Le travail de ces messieurs, autant par l'importance de son objet, que par la manière dont il est exécuté, mérite non-moins d'éloges que d'encouragemens, et nous proposons à l'Académie de le prendre en grande considération, lors qu'elle procédera à l'élection de ses membres associés et adjoints.

ADELON, RULLIER,

DOUBLE, *Rapporteur.*

L'Académie approuve le rapport, et en adopte les conclusions, le 9 avril 1822.

A M. le Comte Chabrol de Volvic,

Conseiller d'État, Préfet du Département de la Seine.

———

MONSIEUR LE PRÉFET,

LE Mémoire que nous avons l'honneur de vous adresser, a été entrepris dans des vues d'utilité publique, et nous sommes bien convaincus que ce sont les vôtres; nous avons été puissamment encouragés dans notre travail, en songeant que vous ne manqueriez pas d'en approuver le but, puisqu'il s'agit de faire du bien à vos administrés et d'améliorer leur sort. La salubrité et l'assainissement d'une grande ville, doivent exciter vivement la sollicitude des Magistrats éclairés. L'ouvrier est soutenu dans ses travaux, le pauvre est consolé dans sa misère, quand ils voyent qu'un Gouvernement paternel cherche, par des mesures sages, à en diminuer le poids.

En 1789, l'autorité avait demandé un rapport sur l'état de la rivière de Bièvre, sur les moyens d'assainir ses bords, et de préserver les riverains de plusieurs maladies qui offraient des symptômes graves et alarmans; M. le professeur HALLÉ, dont la perte à jamais déplorable, peut être aujourd'hui appelée un malheur public, fut chargé de ce travail par l'Académie Royale de Médecine; il s'y livra avec tout le soin et tout le talent qui distinguent les ouvrages sortis de ses mains, et publia un Mémoire qui devait, sous plus d'un rapport, nous servir de modèle. Dans le nôtre, après avoir exposé l'état actuel du cours de la Bièvre, depuis sa source jusqu'à son embouchure; après avoir fait connaître ses influences sur la salubrité de l'air, sur la santé des riverains et sur leurs travaux, nous rappelons les moyens d'assainissement que M. HALLÉ proposait, et nous faisons connaître, pour en justifier la valeur et la sagesse, les heureux résultats que l'exécution de quelques-uns d'entre eux a produits ; nous disons ce qui a été fait et ce qui reste à faire. Nous ajoutons aux moyens proposés pour l'amélioration du cours de la Bièvre dans l'intérieur de Paris, ceux qui nous paraissent applicables au cours supérieur, et même indispensables pour le succès des autres, parce qu'ils ont surtout pour but d'augmenter très-facilement et à peu de frais le volume des eaux, de le maintenir au même niveau, et de donner la facilité de laver fréquemment le lit inférieur de la rivière ; enfin nous y joignons un plan détaillé du cours de la rivière de Bièvre dans l'intérieur de Paris, que nous avons levé nous mêmes avec le plus grand soin, et sur lequel tous les établissemens, usines et manufactures qui sont sur ses bords se trouvent indiquées.

L'exercice de notre profession dans les dispensaires de la Société Philantropique, nous m'étant à porté de voir beaucoup d'ouvriers riverains de la Bièvre, c'est pour eux, dans leur intérêt, pour les rassurer dans leurs travaux, pour la préservation et pour le maintien de leur santé, que nous avons songé à faire les recherches dont nous vous prions de vouloir bien agréer le résultat ; nous serons amplement dédommagés de nos peines et de nos fatigues, si nous pouvons opérer quelque bien par votre entremise et par vos soins.

Nous avons l'honneur d'être,

MONSIEUR LE PRÉFET,

Vos très-humbles et très-obéissans Serviteurs,

Parent-Duchatele et *Pavet de Courteillet.*

RECHERCHES

ET CONSIDÉRATIONS

SUR

LA RIVIÈRE DE BIÈVRE.

CHAPITRE PREMIER.

DESCRIPTION DE LA RIVIÈRE DE BIÈVRE.

§. I.

Vallon dans lequel coule cette rivière.

Le vallon dans lequel coule la rivière de Bièvre, a environ huit lieues d'étendue depuis sa source jusqu'à son embouchure ; il est compris dans les départemens de Seine-et-Oise et de la Seine. Il commence à s'ouvrir dans le grand parc de Versailles, à une lieue de cette ville, à un quart de lieue de Saint-Cyr, entre les villages de Guyancourt et de Bouviers.

Ce vallon dans une étendue de mille à douze cents pas environ, se dirige d'abord du sud au nord; mais bientôt il s'ouvre directement de l'ouest à l'est, jusqu'au village d'Antoni; là, il se réunit à un vallon beaucoup plus large et plus profond qui coupe le premier à angle droit; ce second va directement du sud au nord jusqu'à son entrée dans Paris, et après avoir fait quelques inflexions, il se réunit à la vallée beaucoup plus grande dans laquelle coule la Seine, et dont la direction est du sud-est au nord-ouest.

§. II.

Largeur et profondeur du Vallon.

La largeur de ce vallon est très-peu considérable dans la première direction; à peine est-elle alors de 150 à 200 pas; elle n'augmente guères dans la première partie de la seconde direction, c'est-à-dire, jusqu'à la papeterie de M. Boisson, appelée la Meulière, où se trouve la route de Versailles à Chevreuse, qui la coupe à angle droit; elle devient un peu plus grande de cet endroit au village de Buc, se rétrécit un peu vers l'aqueduc, pour s'étendre de nouveau vers Jouy et successivement vers Bièvre. Un peu avant Verrières près le château de Ville-genie, elle se rétrécit au point que la base d'un

côteau touche presque à la base du côteau opposé.
Elle augmente considérablement en face de Verrières, et offre dans son fond une prairie assez
belle. Le vallon qui reçoit celui-ci au niveau
d'Antoni est beaucoup plus étendu en largeur; il
se retrécit un peu aux environs d'Arcueil et de Gentilly; il s'élargit ensuite, principalement vers la glacière, puis il se retrécit encore vers le boulevard
au clos Payen. Il conserve la même largeur dans
tout le faubourg Saint-Marceau; c'est là que ses
bords s'applatissent beaucoup, comme on peut
le voir très-facilement sur les emplacemens du
grand hospice de la Salpétrière et du Jardin des
Plantes.

§. III.

Géologie du Vallon.

Nous n'entreprendrons pas de décrire les couches marines et les terrains d'eau douce, qui com-
posent les stratifications des éminences qui bordent
de toutes parts ce vallon : on peut lire à ce sujet
le savant mémoire de MM. Cuvier et Brogniard,
et les curieuses recherches sur les catacombes de
Paris, par M. Héricart de Thury. Il faut dire cependant, que toute la vallée de la Bièvre propre-
ment dite, c'est-à-dire les collines qui la bordent,

depuis son origine, jusqu'à sa réunion avec la grande vallée à Antoni, est presque entièrement formée de sable, comme il est facile de le voir au bas de Buc, et dans les environs de l'ancien étang de la Meulière, mais beaucoup mieux encore dans la vallée de Jouy, où l'on aperçoit sur la gauche de vastes escarpemens, entièrement formés de couches alternatives de sable fin de différentes couleurs; ces collines ont cela de particulier, qu'on n'y rencontre pas de pierres.

Aucune fouille n'ayant été faite dans le reste du vallon, nous n'avons pu en reconnaître la nature; nous avons cependant vu quelques pierres de Meulière à la surface du sol. Non loin de Verrières, on a ouvert une carrière d'argile, exploitée actuellement pour une tuilerie.

Cette uniformité dans la composition du fond et des parois du bassin supérieur de la Bièvre, est loin de se trouver dans le bassin inférieur, qui commence à Antoni : c'est là que se trouvent les nombreuses couches de craie, d'argile plastique et de calcaires de toutes espèces, qui rendent le sol de Paris si intéressant pour le géologue, et qui fournissent la plupart des pierres dont cette capitale est bâtie. Nous ne savons pas exactement au niveau de quelle couche se trouve le fond de la vallée; nous croyons cependant qu'il répond à quelques pieds au-dessus du premier banc de glaise, ce que nous avons mesuré à vue d'œil, et d'une manière approximative, en nous faisant descendre dans une des carrières de glaise, qui se trouvent aux environs d'Arcueil.

Ces sables dans le vallon supérieur, et les diverses stratifications dans le vallon inférieur, sont recouverts au niveau du sol d'une couche plus ou moins considérable de terre végétale, composée d'un mélange de terre calcaire, d'argile et de sable, dans des proportions diverses et modifiées par les engrais abondans qui y sont jetés.

§. IV.
Végétation de la Vallée.

Nous n'entrerons pas dans de plus grands détails sur cette partie de l'histoire naturelle du vallon, que sur sa géologie; il nous suffira de dire que le botaniste peut y rencontrer toutes les plantes qui croissent dans les environs de Paris.

Le fond du vallon est occupé par des prés dans la plus grande partie de son étendue; cependant on y rencontre des bois depuis son origine, jusqu'au hameau de la Meulière, et depuis ce hameau jusqu'à Buc; ces bois sont en grande partie formés par des aulnes et par quelques autres arbres aquatiques; ils sont forts, vigoureux et touffus.

Les parois du vallon ne sont couvertes d'arbres que du côté de l'est; elles sont nues vers l'ouest et le sud, mais seulement dans le commencement, car, après 1000 à 1200 pas, les coteaux à droite et à gauche se trouvent garnis ainsi que le fond, de futaies de la plus belle venue, qui s'étendent à droite jusqu'au-delà de Jouy, et vont gagner à gauche les bois de Verrières. Le reste du vallon est nu, et employé à la culture des céréales, des prairies artificielles, des pommes de terre et de tous les légumes qui se consomment à Paris. On y cultive aussi de la vigne, des arbres fruitiers et un peu de chanvre, auprès des villages d'Igny et de Bièvre. Il est difficile de se faire une idée de la richesse et de la vigueur de cette végétation; les jachères sont partout inconnues; tout annonce l'intelligence et l'active industrie de la population.

§. V.

État du cours de la Bièvre, depuis sa source jusqu'à son entrée dans Paris.

C'est dans la partie la plus reculée du vallon que nous venons de décrire, que le ruisseau connu sous le nom de rivière de Bièvre ou rivière des Gobelins, prend sa source; elle naît de trois fontaines, dont une plus considérable

que les autres porte le nom de fontaine des Gobelins; elle traverse d'abord la première prairie,
qui porte aussi le nom de prairie des Gobelins,
et y reçoit les affluens de 25 ou 30 petites
sources qui l'augmentent considérablement, au
point qu'en entrant dans le bois de Buc après
1,000 à 1,200 pas de trajet, elle a près de deux
pieds de largeur. Après quelques sinuosités, elle
arrive dans une direction presque droite au milieu du bois, jusqu'à la Meulière. Là se trouve
une chaussée, élevée de 15 à 20 pieds au-dessus
du fond du vallon, destinée autrefois à retenir
les eaux pour former un étang. Cet étang n'existe
plus depuis la révolution, mais le fond n'en est
pas tout-à-fait desséché; de sorte que l'emplacement qu'il occupait autrefois, se trouve rempli
de fondrières de 4 à 5 pieds de profondeur,
remplies de vase et de limon, et dans lesquelles
croissent en abondance les roseaux et autres
plantes aquatiques. Le lit principal de la rivière
se trouve à droite, et reçoit plusieurs filets d'eau,
formés par les sources nombreuses qui sortent du
fond du marais.

En quittant la Meulière, elle parcourt une petite prairie qui se trouve au bas du désert; puis
s'enfonce dans les bois de Buc et les traverse en
ligne droite jusqu'à l'aqueduc : elle suit la même
direction de l'aqueduc jusqu'à Jouy. Là elle

passe sous la route après avoir alimenté un moulin et les fossés du parc de M. Séguin, et se répand dans les prés de la manufacture, sur le bord desquels elle forme un beau canal qui communique à divers petits canaux secondaires destinés au blanchiment des toiles : elle sort ensuite de l'établissement et du village dans un lit bien encaissé et garni de planches pour empêcher l'éboulement des bords.

En quittant Jouy, elle s'avance jusqu'à Antoni en suivant tantôt le milieu, tantôt le côté droit, et le plus souvent le côté gauche du vallon. Passé le pont d'Antoni, elle se détourne à gauche, du sud au nord, et suit le côté gauche du nouveau vallon, en côtoyant les habitations d'Antoni. Arrivée aux premières maisons du village, elle regagne le côté droit en traversant obliquement la prairie, dans un canal qui lui a été nouvellement creusé. On voit dans cette partie de la prairie, les restes du château de Berny ainsi que les vestiges des vastes pièces d'eau qui faisaient l'ornement du parc, et qui sont maintenant à sec. Un peu au-dessous du château de Berny, viennent se réunir au lit principal plusieurs petits ruisseaux qui serpentent dans la partie supérieure de la prairie, et qui tous sont fournis par la rivière, vis-à-vis d'Antoni.

Du pont de Berny jusqu'à Arcueil, le cours

de la rivière ne présente rien de particulier ; elle suit toujours le côté droit du vallon, et se divise seulement quelquefois en trois ou quatre branches qui se réunissent promptement. Elle se divise de même un peu avant Arcueil dans le parc du général Guillot et dans celui de M. Bertholet ; elle passe ensuite sous l'aqueduc, traverse le village et va gagner Gentilly. Là, son lit se partage en deux ; l'un plus considérable qui est la véritable continuation de la rivière, et suit le côté droit du vallon ; et l'autre infiniment plus petit, coule au bas du côté gauche et en suit toutes les inflexions. C'est ce petit bras, alimenté par les infiltrations du lit supérieur et par la petite source à Mulard, qui prend dans Paris le nom de rivière Morte ; il fournit l'eau aux différens bassins établis dans la prairie au bas des hauteurs de la Santé. Un seul de ces bassins reste plein dans l'été ; les autres ne se remplissent qu'en hiver ; ils sont destinés à fournir la glace qui se consomme en été dans Paris ; on la conserve dans plusieurs glacières considérables situées dans le voisinage. Elle arrive ainsi jusqu'à la blanchisserie de toiles qu'elle enveloppe de toutes parts ; puis à quelque distance des murs de Paris, elle fait un coude pour se rapprocher du lit principal, de sorte qu'en passant sous le boulevard, ces deux lits ne sont séparés l'un de l'autre que par un espace de quelques pieds.

§. VI.

État du cours de la Bièvre, depuis son entrée dans Paris jusqu'à son embouchure.

Cette partie de la rivière, qui est très-peu étendue relativement au reste de son cours, est cependant la plus importante, et mérite de fixer spécialement notre attention; pour mettre plus de clarté dans cette description, nous la diviserons en trois parties:

La première comprendra le cours de la rivière depuis son entrée dans Paris jusqu'au pont aux Tripes.

La seconde s'étendra depuis ce pont jusqu'au boulevard de l'Hôpital.

La troisième contiendra les détails de tout ce qui se trouve depuis le boulevard jusqu'à l'embouchure.

Nous venons de voir que les deux bras qui forment la rivière avant d'entrer dans Paris, se rapprochent tellement, que l'intervalle qui les sépare est à peine de dix à douze pas; ainsi accolés ils traversent le boulevard sous deux voûtes différentes, et coulent l'un et l'autre dans un espace assez considérable appelé le clos Payen.

PREMIÈRE PARTIE.

Le bras supérieur, qui est toujours la continuation de la rivière, après un court trajet, fait tourner le moulin de Croulebarbe, et passe ensuite sous le pont qui fait la continuation de la rue du Champ-de-l'Alouette ; il côtoie celle de Croulebarbe, suit les murs des Gobelins, et se dirigeant à gauche, s'avance vers la rue Saint-Hippolyte, sous laquelle il passe ; il gagne ensuite le pont aux Tripes, en se dirigeant d'abord à droite, puis à gauche, vers l'endroit de la rue Mouffetard, où se trouve le moulin destiné à broyer les couleurs.

La rivière secondaire dite la rivière Morte, qui coule dans un lit inférieur, après avoir fait un léger coude, suit à peu près la même direction que le premier bras ; elle traverse la rue du Champ-de-l'Alouette, et s'avance au milieu d'un pré enclos de murs, puis dans un vaste espace occupé par une multitude de petits jardins très-bien tenus, appartenant aux ouvriers de la manufacture ; en suivant toujours la même marche, elle passe sous la rue St-Hippolyte, et vient s'aboucher à angle légérement aigu avec le bras supérieur, après avoir fait un léger coude quelques pas au-dessus ; il n'existe plus ici de différence de niveau entre les deux bras, par la

chûte que fait le supérieur peu avant leur réunion, pour faire tourner le moulin dont nous venons de parler.

Cet espace, compris entre le clos Payen et le
pont aux Tripes, offre sous le rapport des deux
lits, quelques particularités remarquables sur
lesquelles nous devons revenir.

Au-dessous du moulin de Croulebarbe, immédiatement après le pont, le lit supérieur de la rivière communique avec l'inférieur au moyen
d'un déversoir solidement construit ; l'eau fournie par ce déversoir se partage en deux parties ;
l'une prend la gauche et va couler dans le milieu
même de la rue du Champ-de-l'Alouette ; l'autre se dirige à droite en traversant le pré dont
nous avons parlé ; mais, avant d'arriver au lit inférieur, l'eau de cette dernière partie du déversoir
communique avec le fond d'un large fossé, qui
paraît être les restes d'un vivier abandonné ; ce
fossé, dirigé suivant la longueur du pré, se ter-
mine par un cul-de-sac et par deux petites anses,
dans lesquelles l'eau séjourne et croupit pendant
l'été.

Au-delà du pré, dans le milieu même des jardins appartenant aux ouvriers de la manufacture des Gobelins, se trouvent cinq bassins, quatre très-petits et de forme ronde, et un autre
beaucoup plus considérable, ayant la forme d'un

carré très-allongé ; ce dernier reçoit l'eau du lit supérieur de la rivière au moyen d'une bonde ; elle n'arrive aux quatre autres que par des infiltrations : l'eau de ces bassins ne sert qu'à l'arrosement.

Bien au-dessous de ces bassins, dans un point qui répond à peu près à la rue de Bièvre, le lit inférieur de la rivière présente une particularité fort remarquable. Un fossé aussi large et plus profond que le lit même de la rivière, vient le couper à angle parfaitement droit ; à l'aide de ce fossé, les eaux pénètrent à quarante ou cinquante pas dans l'intérieur des jardins ; elles communiquent à droite dans un puisard situé dans l'angle même du mur du jardin, et à gauche, avec quatre grands bassins de forme oblongue, qui, à l'aide de rigoles au niveau du terrain, communiquent les uns avec les autres. L'eau passe du fossé dans le premier bassin au moyen d'un conduit souterrain ; elle y est toujours stagnante, et n'y arrive que dans une direction opposée à son courant.

DEUXIÈME PARTIE.

Nous venons de voir que les deux branches de la rivière, qui coulaient séparément depuis Gentilly, se réunissaient au pont aux Tripes, situé au point le plus déclive de la rue Mouffetard ; ces deux bras, ainsi réunis, coulent jusque vers le milieu de la rue de Buffon, dans une direction presque droite, entre cette rue et celle appelée Censier à gauche, et les rues Fer-à-Moulin, de la Muette et de Poliveau à droite.

Vers le milieu de la rue de Buffon, elle se courbe à angle droit, pour gagner le boulevard de l'Hôpital.

Dans son trajet depuis la rue Mouffetard, elle traverse deux rues, celle du Pont-aux-Biches et celle du Jardin des Plantes.

La réunion des deux bras de la rivière augmente considérablement la masse de ses eaux, surtout dans les temps de pluie, et alors la vanne du moulin situé vers le Jardin des Plantes, ne se trouve pas suffisante pour la débiter entièrement ; on a remédié à cet inconvénient au moyen d'un déversoir et d'un canal particulier auquel on a donné le nom de Faux-Ru; il commence presque en face des bâtimens de Scipion, sur la rive droite ; il s'en éloigne de quelques pas, et la côtoye toujours jusques vers le tiers de la rue de Buffon, où il se réunit au lit principal. Deux déversoirs plus élevés que le niveau ordinaire de l'eau, se font remarquer à l'origine de ce Faux-Ru ; il n'a guères plus de trois ou quatre pieds de large; il est voûté et couvert de planches dans les trente ou quarante premiers pas de son cours, c'est-à-dire depuis son origine jusque peu avant son passage sous la rue du Pont-aux-Biches ; entre cette rue et la rue du Jardin des Plantes, on remarque un autre déversoir qui communique du grand lit de la rivière dans le Faux-Ru : ce déversoir est beaucoup plus bas que les deux supérieurs.

Le cours du lit supérieur ne présente rien de remarquable, il est seulement interrompu près de la rue du Jardin des Plantes, par un moulin et une vermicellerie.

TROISIÈME PARTIE.

Cette troisième partie du trajet de la Bièvre est le plus court et le moins remarquable ; il traverse directement le boulevard de l'Hôpital, se courbe ensuite à angle presque droit, pour aller gagner un moulin, et se jeter à angle presque droit dans la Seine. Le lit de cette dernière partie depuis le boulevard jusqu'au moulin, est trois fois plus large que le lit supérieur, et présente un Faux-Ru latéral comme la seconde partie ; ce Faux-Ru est très-profond, très-inégal et très-sinueux.

§. VII.

Changemens que le cours de la rivière de Bièvre a éprouvés à différentes époques, en traversant Paris.

Telle n'a pas toujours été la disposition du

cours de la rivière de Bièvre en traversant le faubourg Saint-Marceau ; dans l'origine, elle ne se
rendait pas directement à la Seine, comme elle
le fait aujourd'hui ; mais elle se dirigeait, en suivant toujours la pente de la montagne, sur l'emplacement qu'occupe maintenant la rue Saint-
Victor, et aboutissait à la Seine, vis-à-vis le jardin actuel de l'Archevêché, après avoir traversé
la place Maubert ; ce qu'il est facile de voir
dans le savant Traité de Police du commissaire
Lamarre, lorsqu'il fait la description topographi-
que de Paris, aux diverses époques de la monar-
chie. Ce fut, à ce qu'il paraît, sous les règnes de
Charles V et de Charles VI, de 1367 à 1383, lorsque tout ce quartier de Paris se couvrit de maisons que le cours de la Bièvre fut changé et mené
directement à la Seine ; mais avant de passer sur
l'emplacement qu'elle occupe aujourd'hui, elle
a certainement traversé le Jardin des Plantes,
comme viennent de le prouver tout récemment,
les fouilles faites pour les fondations de la nou-
velle ménagerie, qui ont mis à découvert, vingt
pieds au-dessous de la surface actuelle d sol,
le lit d'une petite rivière, sur lequel étoit encore un pont en pierre de la plus belle conserva-
tion.

Nous ne faisons qu'indiquer ces détails, très-
curieux pour celui qui s'occupe de l'histoire

de Paris, mais qui, en ce moment, ne sont pour nous d'aucune importance.

§. VIII.

Largeur et profondeur de la rivière de Bièvre.

La Bièvre, à son origine, n'a guère que deux pieds de largeur; arrivée à la Meulière, cette dimension augmente un peu : plus encore dans la vallée de Jouy et successivement jusqu'à Antoni, où elle a près de huit à dix pieds : elle conserve à peu près la même largeur jusqu'à Paris.

Sa profondeur est également très-peu considérable à sa naissance ; elle augmente successivement jusque dans l'étang de la Meulière, où elle a près de trois pieds. Depuis cet endroit jusqu'à Antoni, cette profondeur varie considérablement, à raison des usines et des différens établissemens qui se rencontrent sur cette partie de son cours ; dans les espaces qui sont libres, sa profondeur est en raison inverse de sa rapidité et de sa largeur.

Depuis Antoni jusqu'à Paris, cette profondeur est plus uniforme et reste à peu près constamment de trois à quatre pieds, excepté dans les jardins où elle se divise en plusieurs embranchemens.

Dans l'intérieur de Paris, cette profondeur varie à chaque instant ; quelquefois elle est de cinq, six et même sept pieds ; d'autres fois, elle n'a qu'un pied et même moins d'un demi-pied, ce qui tient à la nature des établissemens en activité sur ses bords, et aux soins plus ou moins grands des maîtres de ces établissemens.

§. IX.

Rapidité du courant de la rivière de Bièvre.

Il serait difficile et même impossible, de faire connaître à ce sujet quelque chose d'exact et de précis ; le cours de la Bièvre étant à chaque instant barré par des usines, ces usines étant obligées de baisser souvent leurs vannes, pour amasser l'eau qui leur est nécessaire, il en résulte que le courant est tantôt rapide, et tantôt immobile et dormant, suivant ces diverses circonstances.

La pente est cependant beaucoup plus forte, depuis la source jusqu'à Antoni, que depuis cet endroit jusqu'à Paris, et même dans l'intérieur d'une partie de cette ville. La largeur et la profondeur de la rivière, les pentes particulières qui se trouvent sur plusieurs points de la partie supérieure de son cours, et surtout les nombreux herbages qui obstruent presque partout cette par-

tie de son lit, augmentent encore cette diffi-
culté.

Quant à la rivière secondaire, qui commence
à Gentilly et vient se réunir au lit principal, vers
le pont aux Tripes, comme il n'est barré dans aucun endroit, son cours est régulier, et d'une rapidité assez considérable jusque dans Paris ;
cette rapidité diminue à mesure qu'elle se rap-
proche du lit principal.

§. X.

Quelle est la masse d'eau fournie habituellement
par la rivière de Bièvre.

Les expériences qu'il aurait fallu faire pour
connaître la quantité d'eau fournie par la Bièvre,
ne sont point de notre compétence et appartien-
nent aux ingénieurs hydrographes ; nous savons
seulement que le moulin du Jardin des Plantes,
dont la vanne a dix-huit pouces de large, sur six
pouces de hauteur lorsqu'elle est ouverte, tourne
dans les plus grandes eaux, tout au plus pendant quinze heures sur vingt-quatre, tandis qu'en
été, à peine peut-il tourner pendant trois heures
et quelquefois même pendant deux heures sur ces
mêmes vingt-quatre heures.

Quelques travaux ont bien été faits sur ce point
par MM. Perronet, Chézy et Deparcieux, lors-

qu'il s'agissait d'amener cette rivière, réunie à l'Ivette, sur les hauteurs du Val-de-Grâce ; mais comme il existe des différences assez notables entre chacune de ces évaluations, nous aimons mieux n'en pas parler, ces détails étant d'ailleurs peu utiles pour l'objet qui nous occupe.

§. XI.

Inondations causées par la rivière de Bièvre.

Les pluies d'orage font quelquefois gonfler considérablement cette rivière et causent des ravages soit dans la campagne, soit dans Paris même, à cause des obstacles sans nombre que l'eau éprouve à chaque instant dans son cours ; les plus remarquables de ces débordemens sont ceux qui eurent lieu en 1479 et 1579 ; voici ce qu'on lit dans l'Étoile :

« La nuit du mercredi 1er avril 1579, la rivière
» de St.-Marceau, au moyen des pluies dés
» jours précédens, crût à la hauteur de qua-
» torze à quinze pieds, abattit plusieurs moulins,
» murailles et maisons, noya plusieurs person-
» nes surprises en leurs maisons et leurs lits,
» ravagea grande quantité de bétail, et fit un mal
» infini ; le peuple de Paris, le lendemain et
» jours suivans, courut voir ce désastre avec
» grande frayeur ; l'eau fut si haute qu'elle se

» répandit dans l'église et jusqu'au grand autel
» des Cordeliers de St.-Marceau, ravageant par
» forme de torrent en grande furie, laquelle
» néanmoins ne dura que trente heures ou un
» peu plus. »

Une pareille inondation ne peut s'expliquer
que par des obstacles qui se sont opposés au libre écoulement des eaux ; il paraît qu'elle ne
s'est jamais renouvelée ; un de nous s'est plusieurs
fois transporté sur les bords de la Bièvre après
de violens orages, et il a vu constamment le niveau naturel rétabli après quarante-huit heures,
ce qui s'accorde parfaitement avec la description de l'inondation, qui, au rapport du jour-
nal, ne dura que trente heures.

Cependant, d'après le rapport unanime de
tous les riverains, il parait certain que la rivière
de Bièvre est tous les quatre ou cinq ans expo-
sée, non pas à des débordemens, mais à une
augmentation considérable dans la masse de ses
eaux, ce qui dure pendant la plus grande partie de l'été. *Cette espèce d'inondation*, si on peut
l'appeler ainsi, attribuée par les riverains à
mille causes différentes, mérite la plus grande
attention ; nous y reviendrons lorsque nous pro-
poserons les moyens d'amélioration qui nous paraissent convenables ; c'est peut-être à elle qu'il
faut attribuer le peu d'accord qui existe dans les

évaluations qui ont été faites à plusieurs époques, de la masse des eaux fournie par la rivière de Bièvre.

§. XII.

Disposition particulière du lit de la rivière de Bièvre, relativement au sol du vallon dans lequel il est creusé.

Il est une particularité fort remarquable présentée par le lit de la Bièvre, relativement au sol du vallon; la disposition est telle que, dans la plus grande partie de son cours, c'est-à-dire depuis Jouy jusqu'à Paris même, le lit se trouve presque constamment au-dessus du fond du vallon, lequel est non seulement au-dessous du niveau de l'eau, mais dans quelques endroits au-dessous même du fond du canal. Cette dernière disposition se remarque aisément aux environs des usines, et est due évidemment alors aux travaux exécutés par les hommes ; mais il est facile de reconnaître que la nature seule a agi dans les autres parties du cours de la rivière, puisqu'elle offre cette singulière disposition, non seulement lorsqu'elle suit les coteaux, mais encore lorsqu'elle s'en éloigne et qu'elle traverse le vallon; dans ce cas, le sol qui la supporte forme une petite éminence, dont les talus vont se perdre

par une pente presque insensible avec le reste
du terrain, de sorte que l'eau se trouve justement
sur le point culminant de cette éminence. On
conçoit aisément quels peuvent être les inconvéniens, d'une pareille disposition, qui se remarque sur les plus grands fleuves comme sur
les plus faibles ruisseaux, lorsque leurs eaux sont
fangeuses et sujettes à déposer beaucoup de limon; il en résulte ici que l'eau se répand à droite
et à gauche, et inonde la prairie chaque fois que
son volume est augmenté, ce qui arrive quelquefois en été et fréquemment en hiver, comme
nous l'avons fait remarquer précédemment; cette
disposition donne encore lieu à quelques abus,
dont nous parlerons en exposant les moyens d'a-
méliorer le cours de la rivière de Bièvre, et
d'augmenter le volume de ses eaux.

§. XIII.

Nature du fond sur lequel coule la rivière de
Bièvre.

Le fond sur lequel coule la rivière de Bièvre,
c'est-à-dire la nature du terrain avec lequel l'eau
est immédiatement en contact, varie singulièrement aux différens points de son cours; il est
entièrement formé de sable très-fin et très-pro-
pre jusque dans les bois de la Meulière; il de-

vient très-vaseux en traversant le lit de l'ancien
étang dit aussi de la Meulière ; il reprend ensuite le caractère sablonneux qu'il conserve jusqu'à Jouy ; c'est dans les fossés de cet établissement que les eaux, bien que limpides, nous ont
paru noires à cause du fond qui est garni d'une
vase très-épaisse, qu'il faut enlever de tems en
tems ; c'est ce qu'il est facile de voir, surtout immédiatement après la manufacture, dans un
endroit où le lit est garni à droite et à gauche de
planches soutenues par des piquets.

Depuis Jouy jusqu'à Antoni, ce fond varie
singulièrement et est tantôt vaseux, tantôt sablonneux ; vaseux aux approches des usines, où l'eau
est toujours forcée de stagner quelque temps, et
graveleux au-dessous de cet établissement, et partout où elle coule rapidement.

D'Antoni à Paris on ne retrouve plus de sable :
le fond de la rivière est partout fangeux, ce qui
tient d'une part à la profondeur et à la largeur
beaucoup plus considérable du lit dans cette partie de son cours, qui rend ici le courant presque
nul, et de l'autre à la nature même de ce second
vallon entièrement composé de terre argileuse.
A mesure qu'on approche de Paris, ce limon devient plus abondant, plus divisé et plus noir ; il
change encore dans l'intérieur de Paris ; il prend
alors un aspect et des qualités particulières, que

nous exposerons en détail, après avoir parlé des différens établissemens qui se trouvent sur le cours de cette rivière.

§. XIV.

Corps organisés, végétaux et animaux, qui vivent dans cette rivière et sur ses bords.

Les roseaux, la lentille d'eau, et d'autres herbes de cette espèce, encombrent le lit de la Bièvre dans toute la partie supérieure de son cours ; on n'y rencontre le nénufar que très-rarement, ainsi que le cresson ; nous en avons à peine remarqué quelques pieds dans les endroits les plus convenables et les plus propres en apparence à sa végétation ; la rareté de ce dernier végétal, dont la présence est vulgairement regardée comme un indice de la salubrité des eaux qui le nourrissent, indiquerait-elle ici que les eaux de la Bièvre sont peu propres aux usages domestiques ? N'est-elle pas plutôt due à la destruction qui en aura été faite par les marchands des environs de Paris, qui, à cause du voisinage de la rivière, sont venus plus souvent faire des récoltes sur ses bords, et en auront presque anéanti l'espèce ?

Dans l'intérieur de Paris, la Bièvre n'offre pas la moindre végétation, si on en excepte quelques saules qui se trouvent sur la partie qui est entre le Jardin des Plantes et le boulevard.

On ne trouve dans la rivière de Bièvre aucun des poissons qui vivent dans les étangs et les viviers du voisinage ; on n'y trouve ni écrevisses, ni anguilles, excepté celles qui échappent quelquefois des étangs voisins ; il faut excepter cependant le petit mulet, remarquable par les deux aiguillons qu'il porte sur le dos : on l'y rencontre en très-grande quantité ; nous avons remarqué avec étonnement la rareté de l'espèce des Batraciens, quoiqu'en apparence, aucune rivière ne soit plus propre à leur séjour et à leur multiplication ; nous avons trouvé une extrême abondance de sangsues, mais il est fâcheux que cette espèce ne soit pas celle qui est recherchée pour les besoins si fréquens de l'homme.

La rivière de Bièvre nourrit encore les coquillages fluviatiles des environs de Paris, dans une abondance telle, que leurs débris paraissent former la masse du limon que l'on retire quelquefois de son fond, et que l'on répand sur ses bords, au dehors de Paris.

La nature des manufactures qui se trouvent dans l'intérieur de Paris, et qui toutes confectionnent des matières animales, a favorisé singulièrement la multiplication des rats ; au-dessous de ces établissemens, on en rencontre quelques

uns entre le pont aux Tripes et la rue du Jardin des Plantes ; mais c'est surtout, à partir de
cette rue jusqu'à la Seine, qu'ils sont en plus grand
nombre ; on en voit quelquefois vingt-cinq ou
trente et même davantage, réunis sur le même
point ; ils se creusent sur les bords des espèces de
terriers, et font la désolation des manufacturiers
et de tous les habitans du voisinage ; il est cependant probable que ces animaux rendent de
grands services à ce quartier, en dévorant les
débris animaux que la rivière, par son élévation
et son abaissement successifs, laisse à sec sur ses
bords, et qui, en se putréfiant, augmenteraient
considérablement l'infection qu'elle occasionne ;
on peut donc assimiler ces animaux, pour les services qu'ils rendent, à ceux de la même espèce
qui se trouvent à l'écorcherie de la voirie de
Mont-Faucon, et dont un de nous a déjà parlé,
dans un mémoire récemment publié.

On ne rencontre plus comme autrefois, sur
les bords de la Bièvre, cette espèce particulière
de castors, appelés Bièvres en vieux français, et
dont on rencontre encore quelques individus
dans les îles du Rhône ; il faut qu'ils s'y soient
trouvés en très-grande abondance, pour avoir
donné leur nom à la rivière, et à un village considérable, bâti sur ses rives.

§. XV.

Propriétés physiques des eaux de la rivière de Bièvre.

Les eaux de la rivière de Bièvre, prises à la source, sont limpides, potables et d'un goût agréable ; plus loin, elles prennent un goût et une odeur de vase, elles dissolvent le savon, cuisent bien les légumes et servent à tous les riverains jusqu'à Gentilly, pour les usages de l'économie domestique.

On sent bien que dans Paris elles doivent perdre toute leur limpidité et leur saveur agréable ; le plus souvent, elles sont noires, épaisses, fétides ; l'hydrogène sulfuré, qui attaque et noircit l'argenterie des riverains et fait pourrir promptement les viandes en été, se dégage en abondance à leur surface ; elles peuvent devenir potables, quand elles ont été filtrées au charbon : nous en avons bu rue Censier, qui, sans être agréable, n'était pas cependant répugnante ; mais si on l'abandonne à elle-même pendant plus de trente-six heures, elle reprend bientôt ses mauvaises qualités.

On croit généralement que les eaux de la Bièvre sont plus propres que d'autres, à la teinture des laines employées pour les belles tapisseries des Gobelins; c'est un préjugé. Nous avons pris les informations les plus exactes auprès du chef de l'atelier des teintures de la manufacture royale : nous en avons pris d'autres auprès d'un chimiste célèbre, M. Rouard, ancien directeur des Gobelins, et nous avons appris d'eux, que non seulement ces eaux n'étaient pas préférables à celles de la Seine pour les opérations teinctoriales, mais qu'il fallait souvent recourir à d'autres, à cause de leur mal-propreté, pour obtenir certaines nuances très-fines et très-délicates.

§. XVI.

Analyse chimique des eaux de la rivière de Bièvre prise avant son entrée dans Paris.

Quinze litres de cette eau ont fourni :

1°. Air contenu dans l'eau.	35,89
2°. Acide carbonique.	19,89
3°. Résidu provenant de l'évaporation.	9,824
4°. Sulfate de chaux, provenant du résidu.	3,758
5°. Carbonate de chaux.	21,047
6°. Sel marin.	0,169
7°. Sels déliquescens provenant de ce résidu.	1,638

Cette analyse a été faite par M. Colin, professeur de physique et de chimie, à l'école royale de Saint-Cyr.

CHAPITRE II.

ÉTABLISSEMENS SITUÉS SUR LA RIVIÈRE DE BIÈVRE.

§. I.

Établissemens situés sur le cours de la rivière de Bièvre, hors Paris.

La Bièvre n'est réellement importante pour Paris, qu'à raison des établissemens plus ou moins considérables situés sur son cours ; nous devons donc nous en occuper d'une manière particulière, et les examiner successivement.

La première usine que l'on rencontre sur le cours de la Bièvre, est située dans le vallon de la Meulière, sur la route de Versailles à Chevreuse ; elle fait mouvoir un moulin à papier appartenant à M. Boisson.

Deux moulins à farine sont situés à Buc, et un à l'entrée de Jouy ; mais c'est dans ce village que se trouve le plus beau, le plus vaste et le plus important des établissemens de la Bièvre ;

les produits de Jouy sont connus dans toute l'Europe, et le nom de MM. Oberkampf est devenu justement célèbre dans les fastes de l'industrie manufacturière. En descendant la Bièvre, on trouve, au village de Bièvre, un autre établissement de toiles peintes, également recommandable, appartenant à M. Dolp. On rencontre encore trois moulins entre ce village et celui d'Antoni.

Entre ce dernier village et Arcueil, on trouve les moulins de Berny, d'Haï et de Cachan ; entre Arcueil et Gentilly il en existe un autre ; entre Gentilly et Paris on n'en rencontre que deux, dont le dernier porte le nom de moulin des Prés ; au-dessous de ce dernier est la blanchisserie des hôpitaux, et dans le petit Gentilly même la blanchisserie hollandaise de M. Dolmann.

Outre ces établissemens, la rivière fournit des lavoirs aux blanchisseuses de tous les villages voisins de son cours ; elles sont peu nombreuses à la partie supérieure ; il en existe un plus grand nombre à Antoni ; elles se multiplient considérablement à Arcueil, et surtout au grand et au petit Gentilly, dont la population presque entière est occupée au blanchissage. On remarque encore dans chacun de ces derniers villages, un lavoir de laines.

§. II.

Établissemens situés sur le cours de la rivière de Bièvre, dans l'intérieur de Paris.

Ces établissemens sont si nombreux, si rapprochés et si variés, qu'il faut nécessairement en former plusieurs groupes, pour en faciliter l'étude et la description. Nous les examinerons successivement sur la partie supérieure, sur la partie moyenne et sur la partie inférieure de la rivière ; et pour la partie supérieure, nous suivrons d'abord le cours de la grande rivière ; nous étudierons ensuite la rivière secondaire ou la rivière Morte.

Sur la grande rivière, nous trouvons d'abord le moulin de Croulebarbe destiné à faire mouvoir les soufflets d'une fonderie ; à côté de ce moulin existe une féculerie. De la fonderie jusqu'au pont en pierre qui se trouve vis-à-vis la descente de la rue Croulebarbe, et depuis ce pont jusqu'à celui des Gobelins, la rivière est couverte, sur les deux rives, de lavoirs et de baquets de blanchisseuses. On trouve ensuite la manufacture royale des Gobelins ; puis deux tanneries, l'une très-considérable sur la rive droite, l'autre plus petite dépendant de la première. Au-dessous de la tannerie de M. Salleron, est un vaste atelier de teinture, appartenant à M. Vérité, remarquable par la beauté et l'éclat de ses produits, et surtout par le grand nombre d'ouvriers qu'il fait vivre.

Depuis l'atelier de teinture dont nous venons de parler et la rue des Gobelins, et depuis cette rue jusqu'à celle St.-Hippolyte, la Bièvre coule sous des espèces de hangards, solidement construits, destinés à mettre à l'abri les blanchisseuses qui se trouvent en très-grand nombre dans le voisinage.

Au-dessous de la rue St.-Hippolyte, existe une des plus vastes et des plus belles tanneries du quartier : elle appartient à un des MM. Salleron ; elle a plus de cent fosses dans un vaste atelier couvert, sans compter celles, pour le moins aussi nombreuses, qui se trouvent en plein air : cette tannerie tient à une autre bien moins considérable, dans laquelle se trouve de plus un hongroyeur.

Entre cette tannerie et le pont aux Tripes, on trouve une série d'établissemens moins considérables, mais non moins intéressans ; et d'abord, le dernier atelier de blanchisseuses qui habitent en très-grand nombre dans tout le voisinage où sont leurs couloirs, et dont les baquets sont accumulés les uns sur les autres ; le moulin Fidèle employé à broyer des couleurs ; un mégissier, un amidonier, quatre autres mégissiers attenant tous les uns aux autres, un lavoir et un couloir destiné à blanchir les vieux linges ramassés dans les rues de Paris par les chiffonniers, puis enfin deux mégissiers.

Tout le côté gauche du bras de la rivière dont nous parlons, est occupé par des jardins dont la culture est extrêmement variée ; on n'y trouve que deux établissemens, l'un dépendant de la tannerie qui est à côté des Gobelins, et l'autre vis-à-vis le moulin Fidèle, habité par des blanchisseuses qui coulent leur linge dans les parties basses, et le font sécher dans les étages supérieurs.

Nous ne rencontrons pas d'établissemens aussi considérables et aussi nombreux sur le lit secondaire ou sur la rivière Morte : ceux qu'on y trouve méritent cependant quelque attention.

Depuis la sortie du boulevard jusqu'à la rue du Champ-de-l'Alouette, espace qui forme le clos Payen, ce bras de rivière est occupé par plusieurs établissemens de blanchisseuses et par une fabrique de carton. Depuis la rue du Champ-de-l'Alouette jusqu'à celle St.-Hippolyte, près la caserne, il existe non sur les bords même, mais à deux pas de distance, une filature et une papeterie mues l'une et l'autre par une machine à vapeur. Après la rue St.-Hippolyte, on trouve une vaste fabrique de mottes ; plus bas, vis-à-vis la rue des Bourguignons, un moulin mu par une machine à vapeur, destiné à broyer des couleurs et des bois de teinture ; au-dessous deux établissemens de blanchisseuses, un peaussier, une fabrique de mottes, un tanneur, deux mégissiers, un autre tanneur, un brasseur, enfin deux mégissiers.

Dans l'examen de la partie moyenne de la rivière, c'est-à-dire de celle qui s'étend depuis le pont aux Tripes jusqu'au boulevard, nous commencerons, pour plus grande clarté, par examiner les établissemens qui se trouvent sur la rive droite, pour passer ensuite à ceux qui sont sur la rive gauche.

Chacun des établissemens situés sur cette rive droite, a son entrée, soit dans la rue Fer-à-Moulin, soit dans la rue de la Muette, soit dans celle de Poliveau.

Dans la rue Fer-à-Moulin, on trouve d'abord trois mégissiers, puis trois tanneurs ; le dernier est de plus hongroyeur: c'est dans son atelier que commence le Faux-Ru. Au-dessous se trouve un autre tanneur, puis deux maroquiniers, ensuite un mégissier ; à côté on trouve une fabrique de bleu de Prusse ; viennent ensuite un amidonier, un fabricant de carton, puis deux amidoniers. Derrière ces six dernières fabriques, entre le Faux-Ru et la rivière, se trouve une vaste filature de laine dont l'entrée est dans la rue du Pont-aux-Biches; la laine qu'on y file est arrachée de dessus des peaux nouvellement écorchées; on y lave cette laine et on y prépare les peaux.

Vis-à-vis la rue de la Muette, tous les espaces compris entre cette rue et le côté droit de la rivière, sont occupés par des jardins, excepté au commencement, à côté du Pont-aux-Biches, où se trouve un mégissier, et auprès du Jardin des Plantes, où est un magasin de mottes et un vaste atelier de charpente.

Entre la rue du Jardin des Plantes et le boulevard, vis-à-vis la rue de Poliveau, au-dessous d'un chantier de bois à brûler, on trouve sept maisons, dont quatre sont occupées par des amidoniers, et par un marchand de peaux fraîches, une par une fabrique de bleu de Prusse, et une autre par un salpêtrier; toutes ces maisons donnent sur le Faux-Ru. Tout le reste de l'espace est occupé par des jardins potagers, au milieu desquels se trouve une grande blanchisserie de couvertures. L'espace qui répond au boulevard, est garni d'habitations particulières.

Quinze établissemens assez considérables se trouvent sur le côté gauche de la rivière, entre le pont aux Tripes et la rue du Pont-aux-Biches.

Ce sont dans leur ordre successif, une vaste tannerie occupant non-seulement un côté de la rue, mais encore un second terrain du côté opposé, dans l'ancien cimetière de St.-Médard; un mégissier, deux maroquiniers, trois tanneurs, un hongroyeur qui est en même tems tanneur, un mégissier, deux maroquiniers : suivent trois tanneurs, puis enfin un maroquinier.

Entre la rue du Pont-aux-Biches et celle du Jardin des Plantes, toujours du même côté gauche, on trouve une teinturerie de peaux, une distillerie, deux filatures de coton dans l'emplacement de l'ancien couvent des Cent-Filles, une tannerie, une brasserie, un maroquinier, un autre tanneur, puis trois mégisseries, enfin un charron et un fabricant de mottes.

Entre la rue du Jardin des Plantes et le boulevard, on ne trouve que trois établissemens : un moulin à farine qui sert en même tems à une vermicellerie, et une tannerie, qui ont l'un et l'autre leur entrée par la rue du Jardin des Plantes, et une distillerie qui a la sienne au milieu de la rue de Buffon. Le reste de l'espace est occupé par des jardins et des maisons particulières, entre autres par une maison de santé d'aliénés, dont la belle tenue honore singulièrement les talens de M. le docteur Esquirol.

On ne trouve, à l'embouchure de la rivière,

qu'un moulin à papier situé à côté d'un petit ilot.

Telle est la série des établissemens situés sur les bords de la rivière de Bièvre, depuis sa source jusqu'à Paris, et depuis son entrée dans Paris jusqu'à son embouchure dans la Seine; mais, comme nous recherchons quelles influences ces établissemens peuvent avoir sur ses eaux, voyons quels sont ceux qui, placés dans son voisinage ou même à une certaine distance, y envoient des affluens, et se rattachent par conséquent à l'objet qui nous occupe; et, pour plus de clarté, examinons d'abord ceux qui se trouvent à la partie supérieure de la rivière dans Paris; nous passerons ensuite à ceux qui se rattachent à la partie moyenne, puis à ceux de la partie inférieure.

§. III.

Établissemens situés à quelque distance du cours de la rivière de Bièvre, dans Paris, mais qui s'y rattachent, soit par les affluens qu'ils lui envoient, ou autrement.

La première partie du cours de la Bièvre ne reçoit presque pas de ruisseaux (des rues), excepté toutefois une partie de celui de la rue du Champ-de-l'Alouette, qui communique avec

ceux de la rue des Anglaises et de la rue de Vil-
lier; dans ces rues se trouvent un grand nombre
de blanchisseuses, de nourrisseurs, et une fabrique de savon; il serait difficile de se faire une
idée de l'infection que ces établissemens procu-
rent à l'eau qu'ils fournissent, surtout pendant
les chaleurs.

La partie moyenne du cours de la Bièvre reçoit six ruisseaux du côté droit; entr'autres celui
qui vient de la partie supérieure de la rue Mouffetard.

Du côté gauche, il reçoit d'abord par les rues
Mouffetard et de l'Oursine, les eaux de tout
l'espace circonscrit par le boulevard St-Jacques
d'un côté, la rue du même nom jusqu'à celle
St.-Hyacinthe et toute la rue St-Médard de l'autre; et par la rue Censier et celle du Jardin des
Plantes, toute celle qui est fournie par les établissemens situés entre ces rues et la rue Copeau.
Tous ces ruisseaux amènent à la Bièvre les eaux
de plusieurs établissemens publics plus ou moins
considérables. Parmi ces établissemens, nous
comptons cinq grands hôpitaux, qui sont : l'hôpital des Petits-Enfans-Trouvés, rue d'Enfer;
l'hospice de la Maternité; l'hôpital militaire du
Val-de-Grâce; l'hospice des Vénériens, et l'hospice de la Pitié : quatre casernes, une dans la
rue Mouffetard, une sur la place de l'Estrapade,

une dans la rue Neuve-Ste-Géneviève, une enfin dans la rue de l'Oursine, plus considérable que toutes les autres.

Dans le voisinage de la Pitié existe un vaste amphithéâtre d'anatomie, employé toute l'année, soit aux dissections, soit aux macérations; enfin, non loin de cet amphithéâtre, la prison de Ste-Pélagie.

Outre ces établissemens majeurs par leur influence, ce quartier contient une prodigieuse quantité d'écoles, de couvents et de maisons de santé, dont quelques-unes sont assez considérables pour qu'on puisse les regarder comme de petits hôpitaux. On y rencontre encore quelques fabriques de bleu de Prusse, un grand nombre de brasseries, beaucoup de fabricans de mottes à brûler. Il semble également que tous les nourrisseurs s'y soient réunis, ce qui contribue beaucoup à infecter l'air et les ruisseaux du voisinage, surtout lorsqu'on y élève des cochons.

Il est heureux qu'on ait cessé d'inhumer dans le cimetière de Clamard, qui est tellement encombré, que les ossemens paraissent à la superficie du sol; nous nous rappelons l'impression désagréable que l'on éprouvait autrefois en passant en été sous les murs de cet endroit. L'élévation de ce cimetière au-dessus du niveau de la rivière, fait évanouir toutes les craintes qu'on pourrait avoir relativement aux infiltrations qui auraient pu se faire de la rivière aux fosses, quoique nous ayons vu anciennement plusieurs de ces fosses, dont la profondeur dépassait de beaucoup vingt-cinq pieds.

La partie inférieure du lit de la Bièvre reçoit l'égout de l'abattoir de Villejuif, un des plus beaux et des plus considérables de Paris ; si cet égout s'écoulait dans la partie supérieure de la rivière, il pourrait avoir de graves inconvéniens ; mais le court trajet qu'il parcourt pour gagner la rivière, sa pente considérable évaluée à près d'un pouce par mètre, et surtout les trente-six mètres cubes d'eau qui le lavent tous les jours, loin d'augmenter l'infection de cette partie de la Biè-vre, contribuent plutôt à son assainissement en accélérant son courant.

CHAPITRE III.

INCONVÉNIENS ET AVANTAGES DE LA RIVIÈRE DE BIÈVRE.

Nous touchons à la partie véritablement importante de notre travail, pour l'éclaircissement et l'intelligence de laquelle nous avons été obligés de faire toutes les recherches que nous venons de faire connaître. Bien qu'elles soient minutieuses, monotones, et, en apparence, fastidieuses, elles nous ont conduit à la connaissance de plusieurs objets importans, dont le résultat ne sera probablement pas sans utilité.

Envisagée sous ce nouveau point de vue, la rivière de Bièvre peut être considérée :

1º. Relativement à la salubrité publique ;

2º. Relativement à l'industrie manufacturière.

§. 1er.

Examen de la rivière de Bièvre, relativement à la salubrité publique.

Sous ce rapport, qui sans contredit est le plus important, on peut assurer que la rivière de Bièvre n'est d'aucune utilité à la portion du faubourg de Paris qu'elle traverse ; car, autant est avantageuse pour la salubrité une masse d'eau courante qui, établissant à sa surface un courant d'air, entraîne les immondices et rafraîchit l'atmosphère environnant, autant doit être nuisible et désagréable une masse d'air stagnant sur une eau stagnante, et un véritable fossé rempli d'une eau chargée de matières animales, exhalant habituellement une odeur détestable, surtout pendant les chaleurs de l'été. Il est difficile de se faire une idée de cette rivière pendant ce tems, au moment où son lit est presqu'à sec. A peine son limon a-t-il été desséché, qu'il se fendille, et laisse échapper des exhalaisons insupportables à ceux qui passent dans le voisinage, mais bien plus encore aux riverains. Ceci commence à se remarquer d'une manière sensible au-dessus de Gentilly ; mais plus encore au-dessous de ce village, et surtout dans Paris, où la vase, entièrement composée de détritus et de débris animaux, se gonfle lorsqu'elle est à sec, se boursoufle et se crève, absolument comme une pâte soumise à la fermentation. Tous les produits de la décomposition putride sont fournis par cette fermentation, qui, ainsi que nous l'avons dit précédemment, altère promptement les substances animales exposées à son action ; nous tenons de tous les riverains que nous avons consultés, qu'on ne peut, dans les tems chauds, garder le bouillon chez eux pendant plus de huit ou dix heures ; ils nous ont également assuré que l'argenterie et la batterie de cuisine étaient fréquemment ternies et altérées, ce qui prouve dans les émanations l'existence de l'hydrogène sulfuré.

Il n'est pas nécessaire que le tems soit entiè-

rement à l'orage, pour répandre l'infection sur
le littoral de la Bièvre dans Paris, et produire les
effets que nous venons de rapporter; pour peu
que la chaleur soit forte, on voit à la surface de
l'eau un bouillonnement perpétuel, formé par les
bulles de gaz qui partent du fond et viennent se
crever à la surface. C'est principalement dans les
lieux où la rivière coule entre les maisons, et où
le courant d'air est interrompu, que les exhalaisons paraissent plus fortes et plus insupportables; il en est de même du voisinage de son embouchure; elles sont telles à cet endroit, que le
restaurateur situé à deux pas, voit souvent dé-
serter ses chambres et ses tables pendant l'été, et
certes ceux qui viennent s'y asseoir ne sont pas
ordinairement très-difficiles sur les mauvaises
odeurs; mais leur activité, leur abondance, et
leur force sont telles, qu'ils sont contraints de
fuir.

On peut croire, au premier aspect, qu'un pareil
foyer d'infection, traversant un quartier habité
par trente mille individus, la plupart réduits à l'in-
digence, et entassés les uns sur les autres, doit
y déterminer des maladies graves, ou au moins
donner à cette population un caractère de lan-
gueur et de débilité prédominant dans sa constitution; telle est au moins l'idée que l'on a généralement dans Paris, sur cette partie du faubourg

Saint-Marceau; telle était l'opinion où nous étions nous-mêmes, lorsque dans des vues purement philantropiques, nous avons entrepris l'année dernière, de faire les recherches que nous publions aujourd'hui.

Ce n'est pas sans éprouver une vive satisfaction, que nous pouvons rassurer les habitans sur les résultats de l'influence que peuvent avoir les exhalaisons de la Bièvre sur la santé de ceux qui y sont exposés, soit passagèrement, soit d'une manière continue.

Bien que prévenus contre la rivière, lorsque nous commençâmes nos recherches, il nous a été impossible de trouver la moindre différence dans la santé et la constitution physique de ceux qui habitent ses bords, et de ceux qui logent dans les autres quartiers. Ce ne sont pas seulement les maîtres des établissemens que nous avons questionnés sur ce point, parmi lesquels plusieurs nous ont paru remarquables par leurs connaissances, leur savoir et leur intelligence ; ils auraient pu, par des intérêts particuliers et sur des soupçons mal fondés, nous cacher la vérité; nous avons aussi interrogé à diverses époques et à diverses reprises et sur plusieurs points à la fois, les ouvriers eux-mêmes, soit dans leurs ateliers, soit dans leurs demeures; leurs réponses ont toujours été unanimes; tout en convenant du désa-

grément que faisait éprouver la rivière par ses
exhalaisons, ils ont affirmé qu'elle n'avait aucun
inconvénient pour leur santé, et il suffisait de les
voir ou d'examiner leurs enfans, pour être con-
vaincu qu'ils disaient la vérité. Nous ne pouvons
pas assurer que l'habitude ne soit ici pour beaucoup, car il est singulier que, sur le grand nombre de ceux que nous avons questionnés, nous
n'en ayons presque pas trouvé un seul qui ne fût
né dans ce quartier, ou qui n'y fût occupé depuis
son enfance. Les registres du quatrième dispensaire, qui depuis vingt ans donne des soins à
ces individus si dignes d'intérêt, n'offrent aucune
différence entre ceux des autres, sous le rapport des maladies en général, et de leur caractère
spécial ; un de nous, attaché à ce dispensaire, et
obligé de voir un grand nombre de malades à do-
micile sur les bords de la Bièvre, a pu vérifier ce
fait un grand nombre de fois.

Cependant il existe une tradition à l'Hôtel-
Dieu, que les malades qui viennent du faubourg
Saint-Marceau et des environs de la Bièvre, sont
bien plus gravement affectés que les autres, et
guérissent en général plus difficilement. Huit
années d'étude dans cet hôpital, nous ont prouvé
que cette opinion n'était pas tout-à-fait dénuée de
fondement ; mais loin de l'attribuer aux émanations de la rivière, nous croyons qu'elle est plu-

tôt due à la constitution physique des riverains, à la nature des travaux qui sont exécutés sur ses bords, et qui exigent tous de la part des ouvriers, une grande force matérielle; or il est connu que si les ouvriers qui travaillent beaucoup et en général tous ceux qui sont doués d'une constitution vigoureuse, résistent plus que d'autres à l'influence des agens nuisibles, ils sont aussi beaucoup plus gravement affectés que d'autres, une fois qu'ils sont malades, et guérissent avec plus de peine et de lenteur, ce qui explique l'opinion répandue dans l'Hôtel-Dieu, et professée par plusieurs de ses médecins.

Nous renvoyons à un autre travail, l'exposé des recherches que nous avons faites sur la santé et les maladies des ouvriers qui travaillent les peaux, et que nos courses nombreuses sur les bords de la Bièvre nous ont fait connaître.

Nous pouvons garantir l'exactitude de tous ces faits, car nous les avons recueillis avec tout le soin et toute l'exactitude nécessaires; pas un seul des individus qui nous ont fourni des renseignemens ne s'est trouvé en contradiction avec un autre; nous avons fait nos observations à différentes époques de l'année, au milieu de l'hiver, comme dans le cœur de l'été. Si nous avions une idée préconçue lorsque nous les avons entreprises, elle était opposée à ce qu'a démontré le résultat;

nous sommes donc sûrs d'avoir trouvé la vérité.

Enfin le témoignage de notre confrère le docteur Esquirol, qui, comme nous l'avons dit, dirige sur cette rivière un établissement d'aliénés très-important, est venu confirmer les conséquences négatives que nous avons obtenues de nos recherches ; ce n'est qu'après avoir fait une étude particulière du terrain et du quartier, que ce médecin y a établi sa maison, et depuis le tems qu'il la dirige, à peine peut-il se rappeler qu'il y ait eu la moindre fièvre intermittente, quoiqu'elle contienne quelquefois plus de deux cents malades (1).

Il paraît cependant que les influences de la rivière de Bièvre n'ont pas toujours été sans inconvéniens pour la santé des riverains, puisqu'en 1789, M. le professeur Hallé fut chargé par l'autorité et l'Académie Royale de Médecine, de faire

(1) Mr. Roger, commissaire de police du quartier du marché aux chevaux, et qui habite depuis long-tems le faubourg Saint-Marceau, a recueilli des renseignemens, et a fait lui-même des observations sur la rivière de Bièvre, qui sont parfaitement d'accord avec les nôtres ; ce magistrat philantrope et éclairé, a bien voulu nous donner connaissance des recherches qu'il fit à ce sujet en 1818 pour la préfecture de police, et nous fournir tous les renseignemens dont nous avions besoin ; nous saisissons cette occasion de lui en témoigner notre reconnaissance.

des recherches sur la cause des fièvres intermit-
tentes de mauvais caractère, et les maux de gorge
gangréneux qu'on remarquait fréquemment sur
ses bords ; M. Hallé, dans le beau travail qu'il a
fait à ce sujet, désigne quatre points du cours de
la Bièvre dans Paris, où ces maladies se faisaient
remarquer plus particulièrement, savoir : 1°. le
clos-Payen ; 2°. l'endroit de la rue de l'Oursine
aboutissant à la rue Mouffetard ; 3°. la partie de la
Salpêtrière, située au-dessus de la naissance du
grand égout ; 4°. enfin l'embouchure même de
la rivière dans la Seine. Si dans l'état actuel, ces
mêmes lieux paraissent délivrés des maladies qui
y régnaient il y a trente ans, et même plus récemment pour la Salpêtrière, comme le professeur Pinel a soin de le faire remarquer dans sa
Médecine clinique (2ᵉ édition, page 367), il
faut en attribuer la cause aux améliorations notables qui ont été successivement apportées dans
le cours de la Bièvre, moyens que M. le professeur Hallé avait déjà indiqués, et dont nous parlerons en exposant les améliorations dont elle est
susceptible et que réclame impérieusement, non
seulement l'industrie, mais encore la santé des
riverains.

En parlant de ce qui reste à faire pour la santé
des riverains, qu'on ne s'imagine pas que nous
sommes en contradiction avec nous-mêmes, et en

opposition avec les faits que nous avons cités : car, parce que la santé des habitans du voisinage de la Bièvre ne se trouve pas altérée maintenant par ses influences, il ne faut pas en conclure que ces influences seront toujours nulles. Il suffit même qu'elles ayent eu autrefois de graves conséquences pour faire appréhender de les voir reparaître d'un moment à l'autre, comme cela peut arriver, soit par une sécheresse longtems prolongée, soit par l'établissement de nouvelles fabriques, soit par l'activité plus grande qu'une augmentation subite du commerce peut donner à celles qui existent maintenant, soit enfin par d'autres causes fortuites, souvent imprévues, et plus souvent encore fort difficiles à apprécier ; *il est toujours plus avantageux d'empêcher et de prévenir le mal, que de lui opposer des remèdes, et de chercher à l'arrêter, quand une fois il est fait. Principiis obsta.*

§. II.

Examen de la rivière de Bièvre, relativement à l'industrie manufacturière.

S'il est prouvé que la rivière de Bièvre n'est pas, en ce moment, manifestement funeste au faubourg Saint-Marceau, il est visible que sous

le rapport de la salubrité, elle n'est d'aucune
utilité à ce quartier, qui en reçoit au contraire
des émanations toujours désagréables et quelquefois même insupportables. Envisagée sous ce rapport, il serait donc à désirer que cette rivière
n'existât pas telle qu'elle est dans Paris.

Le contraire a lieu si nous l'envisageons sous
le rapport de l'industrie manufacturière. On a
peine à comprendre qu'un si faible ruisseau,
puisse alimenter une aussi grande quantité d'ateliers, dont plusieurs sont remarquables pas leur
étendue, leur importance et le nombre d'ouvriers
qu'ils emploient; c'est dans ces fabriques et ces
ateliers, qui confectionnent des objets de première nécessité, et qui mettent en circulation une
masse considérable de numéraire, que trouve à
s'occuper une grande partie des habitans du faubourg; en sorte qu'on peut dire, que la Bièvre
est la mère nourrice de cette laborieuse population.

En considérant ces résultats et les avantages
immenses qu'en retire la ville de Paris, on a
peine à comprendre que ce quartier soit en quelque sorte délaissé et abandonné à lui-même,
tandis qu'avec une faible dépense, bien inférieure à celle qu'on ne craint pas d'allouer chaque année pour les quartiers favorisés par le luxe,
on pourrait voir l'industrie prendre sur cette ri-

vière un accroissement en quelque sorte illimité, en débarrassant les riverains de ces émanations repoussantes qui les infectent, qui les incommodent et les attristent pendant les jours les plus sereins de la belle saison, et empêchent bien des spéculateurs d'y bâtir ou d'y fixer leurs fabriques et leurs établissemens.

§. III.

Examen des principales causes auxquelles tiennent les inconvéniens reprochés à la rivière de Bièvre, soit relativement à la salubrité publique, soit relativement à l'industrie manufacturière.

Quatre causes principales contribuent à répandre l'infection dans ce quartier de Paris, et à contrarier et à suspendre même les opérations des manufacturiers : ces causes sont :

1º. L'état du fond de la rivière ;

2º. L'interruption qu'elle éprouve en plusieurs endroits de son cours ;

3º. L'extrême négligence avec laquelle elle est curée ;

4º. Le peu d'eau qu'elle peut fournir dans la saison sèche.

Examinons rapidement chacune de ces causes,

pour y revenir avec plus de détails dans le cha-
pitre suivant :

1°. Le fond de la rivière dans Paris, n'étant
ni dalé ni même pavé, est excessivement inégal,
parce que quelques fabricans qui ont besoin de
beaucoup d'eau, le creusent vis-à-vis de leurs
établissemens, ce qui fait qu'on aperçoit le fond
sur beaucoup de points, presqu'à la superficie
de l'eau, à côté même d'un endroit qui a quatre, cinq et même six pieds de profondeur : c'est
dans ces trous que s'amasse la vase, et c'est de
là que se dégage l'immense quantité de gaz que
fournit le fond de la Bièvre dans les grandes
chaleurs.

2°. L'interruption que l'eau de la Bièvre
éprouve dans son cours, est sans contredit la
cause la plus active de tous les inconvéniens
qu'on peut à trop juste raison lui attribuer.
Comme cette eau n'est pas suffisante pour faire
tourner continuellement les moulins, on est forcé
de baisser leurs vannes pendant trois ou quatre
heures, pour l'accumuler dans les biefs supérieurs, d'où il résulte deux graves désavantages:
le premier de laisser à sec la partie inférieure
de la rivière ; le second d'empêcher le courant
d'emporter les immondices que charie la rivière
depuis sa source ; lesquelles, au contraire, se
dirigent et s'accumulent au-dessus des moulins,

et encombrent ainsi en très-peu de tems ces différentes parties de son lit, ce qu'il est surtout
facile de voir au moulin de la vermicellerie près
le jardin des Plantes, et au moulin à papier situé à l'embouchure.

Cette élévation et cet abaissement continuels
du niveau de la rivière, est une des plus grandes contrariétés qu'éprouvent les fabricans établis sur son cours; car, n'étant pas les maîtres de
diriger comme ils le voudraient ce niveau, c'est
au moment même qu'ils ont plus besoin d'eau,
qu'elle vient souvent à leur manquer.

3°. Quant à la manière dont se fait le curage,
nous pouvons assurer qu'elle est très-imparfaite;
les plaintes des riverains sont unanimes sur ce
point; lorsqu'on le fait, à peine enlève-t-on
la superficie de la boue; on l'épanche et on la
laisse sur les bords; d'où il arrive que les pluies
la font bientôt retomber; dans Paris, huit jours
après le curage, elle est aussi abondante qu'au-
paravant. Nous avons rencontré, dans un établissement que nous pourrions désigner, une
personne habitant depuis son enfance les bords
de la Bièvre, qui, lors de notre première visite,
nous parla dans son langage expressif de tous les
inconvéniens de la rivière, causés suivant elle
par l'extrême négligence du curage, et qui,
quelques jours après, nous tint un langage tout

opposé, et tellement contradictoire, qu'il nous fut facile de voir que notre apparition sur la rivière avait causé des alarmes, et que cette personne avait reçu des instructions, ce qu'elle nous a même avoué fort ingénuement, en nous demandant le secret.

A ces causes d'infection, joignons encore l'habitude où sont les riverains de précipiter dans la rivière les cadavres des animaux domestiques qui périssent chez eux ; nous avons vu une fois un âne ou un veau, et plusieurs fois d'énormes chiens arrêtés au pont aux Tripes, et barrer entièrement le courant. Ces cadavres, ne pouvant passer par les vannes des moulins et être entraînés par la rivière, restent nécessairement au-dessus de ces établissemens, et y séjournent jusqu'à leur entière décomposition. Il en est de même du Faux-Ru, dans lequel les maisons voisines qui, pour la plupart, n'ont pas de fosses d'aisance, déchargent leurs matières fécales et toutes leurs immondices ; nous l'avons souvent trouvé garni de cadavres d'animaux.

4°. La rareté ou même le manque presque total d'eau, surtout pendant l'été, est sans contredit la cause la plus active de toutes les émanations fétides qui s'élèvent de la Bièvre ; ce manque d'eau est tel, que souvent la manufacture royale des Gobelins, et la grande teinturerie voisine de M. Vérité, ont besoin de recourir à l'eau des puits ou de la Seine, pour leurs opérations; les tanneurs eux-mêmes sont obligés de faire tremper leurs peaux dans de vastes cuves alimentées par des pompes, lorsque le lit de la Bièvre ne leur fournit qu'une boue sale et infecte; qu'on juge après cela des pertes que l'augmentation de main-d'œuvre doit faire éprouver à ces derniers, si même leurs marchandises ne sont pas altérées.

CHAPITRE IV.

MOYENS A METTRE EN USAGE, POUR DÉTRUIRE OU DIMINUER LES INCONVÉNIENS REPROCHÉS A LA RIVIÈRE DE BIÈVRE.

§. I.

Conseils donnés à ce sujet par M. le professeur Hallé.

Lorsque M. le professeur Hallé publia en 1790, son Mémoire sur la rivière de Bièvre, après en avoir signalé les inconvéniens, il indiqua les moyens qu'il jugeait convenables, soit pour détruire l'odeur infecte qu'exhalent ses eaux, soit pour détruire les influences fâcheuses qu'elles peuvent avoir sur la santé des habitans du quartier; nous ne pouvons mieux faire que de reproduire les conseils de cet habile et savant observateur, nous réservant de revenir ensuite sur chacun d'eux, pour examiner les modifications que les travaux déjà faits, et diverses circonstances, doivent nécessairement y apporter; M. Hallé conseillait :

« 1°. De combler tous les bassins et les canaux latéraux, et d'en faire refluer les eaux » dans le véritable lit.

2°. » De retirer les moulins actuellement entremêlés dans l'intérieur de Paris, aux manufactures, dont ils arrêtent et suspendent les eaux ; » sans cela, il faut renoncer à procurer l'écoulement des eaux stagnantes, et à détruire l'infection qui rend inhabitables plusieurs parties » de ce faubourg.

» 3°. De disposer le lit de la rivière de manière » que les obstacles à l'écoulement des eaux étant » éloignés, l'inclinaison soit plus uniforme, et » par conséquent le cours des eaux plus rapide.

» 4°. De faire paver ou daler le fond du lit dans » toute son étendue dans l'intérieur de Paris, » afin que le nétoyage et le curage de la rivière

» soient faits avec plus de facilité et de promp-
» titude.

» 5°. D'opérer ce curage complétement, tous
» les mois au moins, à cause des immondices
» que les eaux de la Bièvre reçoivent nécessai-
» rement et journellement des manufactures éta-
» blies dans toute l'étendue de son cours.

» 6°. De couvrir les égouts qui se rendent dans
» la Bièvre, les y diriger par la voie la plus courte
» et avec la plus forte inclinaison possible ; en
» paver et en daler le fond, les laver souvent,
» conduire l'égout de la Salpêtrière directement
» à la Seine.

» 7°. Disposer le lit de la Bièvre à son em-
» bouchure, de manière que la direction de ses
» eaux forme un angle aigu dans le sens des eaux
» de la Seine, que le fond de cette partie du
» lit de la Bièvre soit supérieur au lit de la Seine,
» et que son inclinaison en cet endroit soit, dans
» l'espace de quelques toises, plus forte que dans
» tout le reste du cours de cette rivière, afin
» que les eaux y soient moins disposées à la sta-
» gnation.

» 8°. Rompre, s'il est possible, les angles trop
» forts que la Bièvre fait en quelques endroits,
» principalement auprès de la rue Mouffetard,
» où le lit se rencontre deux fois à angle droit.

» 9°. Détruire l'obstacle qu'apportent au libre

» cours de l'air les murs élevés ou les bâtimens
» qui traversent la Bièvre de l'est à l'ouest en
» plusieurs endroits; faire en sorte que cette ri-
» vière soit découverte dans toute son étendue,
» et que l'espèce de canal formé par les bâti-
» mens qui la bordent, soit complétement libre
» dans la direction du sud-est au nord-est, c'est-
» à-dire dans la direction du vallon. »

Tous ceux qui ont quelque connaissance de
la rivière de Bièvre apprécieront certainement ces
conseils, et en reconnaîtront la sagesse : exami-
nons-les successivement, et voyons ce qui a été
fait, et ce qui reste encore à faire.

§ II.

Examen de chacun de ces conseils, et exposé
de ce qui a été fait, et de ce qui reste encore
à faire pour compléter l'amélioration du cours
de la rivière de Bièvre.

Le premier conseil donné par M. Hallé, et
qui est sans contredit un des plus importans, a
déjà été exécuté en partie, puisque la rivière a
été redressée dans le clos-Payen et les bassins
qui y étaient entièrement comblés, en sorte que
ce lieu, bien qu'humide comme ceux du voisinage, n'offre plus rien à reprendre sous le rapport de la salubrité, comme nous l'avons déjà dit.

Il en est de même de ceux que M. Hallé désigne dans son Mémoire sous le nom de second et de troisième bassins qui se trouvaient au-delà du boulevard, et qui n'existent plus ; car nous ne croyons pas devoir donner le nom de bassin à une espèce de mare qui est dans le milieu d'un pré, et que le propriétaire va même prochainement combler.

Pour le bassin désigné dans le même Mémoire sous le nom de cinquième, il a été creusé et considérablement agrandi, de sorte que bien que l'eau y soit stagnante, elle est toujours claire et inodore, même dans les plus grandes sécheresses.

Les saignées qui se trouvent dans le clos de la blanchisserie, et dans lesquelles l'eau n'a aucun cours, pourraient au premier aspect inspirer quelques craintes : mais l'extrême soin apporté à leur entretien, par l'homme intelligent qui se trouve à la tête de cet établissement, doit lever les inquiétudes qu'on pourrait concevoir.

De toutes les améliorations qu'on a fait subir à la Bièvre, nous n'en voyons pas de plus importante que la destruction de l'angle doublement recourbé que faisait cette rivière contre son propre cours, dans le terrain qui se trouve circonscrit entre la rivière Morte d'un côté, et les rues de l'Oursine et St-Hyppolyte de l'autre ; nous

ne doutons pas que la suppression de cette branche n'ait contribué pour beaucoup à faire dispa-
raître les maladies qui régnaient anciennement
dans les environs.

Il ne reste plus, pour compléter sous ce rapport toutes les améliorations désirables, qu'à
combler de même, l'espèce de fossé désigné par
M. Hallé sous le nom de sixième bassin, et situé
dans les prés au-dessous de la rue du Champ-de-
l'Alouette, et les quatre bassins qui se remarquent
dans les jardins potagers, vis-à-vis les Gobelins,
à gauche du lit inférieur, et dans lesquels l'eau
stagne complétement.

Quant aux quatre petits bassins ronds, que les
ouvriers des Gobelins ont creusés dans leurs jardins, comme ils reçoivent leurs eaux par infiltration, ils n'ont point d'inconvénient; il en est de
même du bassin longitudinal situé à côté, parce
que les eaux n'y sont introduites du lit supérieur
que le matin, lorsqu'elles sont propres.

Tout reste à faire par rapport aux moulins situés sur la rivière dans l'intérieur de Paris, et
dont M. Hallé conseillait la suppression; nous
en avons dit assez pour faire connaître de qu'elle
importance elle doit être; il faut renoncer, tant
qu'ils subsisteront, à toute espèce d'amélioration;
le peu de valeur qu'ont ces moulins, appréciés
par le peu de travail qu'ils font et par la modi-

cité de leur location , nous fait croire qu'une
somme peu considérable suffirait pour leur acqui-
sition; ces moulins subsistant toujours, on n'a pu
lever les obstacles qui s'opposent à l'écoulement
des eaux, et rendre la pente plus uniforme. La rivière est actuellement sous ce rapport ce qu'elle
était il y a trente ans.

Il en est de même de son fond, qui n'est ni
pavé, ni dalé, dans toute son étendue dans l'intérieur de Paris ; rien cependant ne pourrait
avoir un plus heureux résultat pour le nétoyage
de cette rivière ; l'exemple du Faux-Ru qui est
pavé dans tout son cours, et qui, malgré l'encombrement d'immondices, parfois très-considérable, se trouve entièrement balayé et lavé en
dix minutes quand l'eau y abonde et y passe rapi-
ment, démontre la nécessité d'employer ce moyen
simple pour le cours principal. Tous les riverains
nous ont parlé des avantages de cette opération;
ils sont tels, que chacun d'eux s'en chargerait vo-
lontiers vis-à-vis du terrain qui lui correspond ,
s'il était sûr que ceux qui sont au-dessus et au-
dessous de lui en fissent autant.

Quant au curage, la négligence avec laquelle
il est fait, surtout dans l'intérieur de Paris et vis-
à-vis les établissemens les plus nombreux et les
plus importans, est vraiment remarquable ; nous
avons signalé les plaintes unanimes des manu-

facturiers à ce sujet ; nous ne reviendrons pas sur ce que nous avons déjà dit à cette occasion (1).

C'est sous le rapport des égouts qui se rendent à la Bièvre, que les améliorations les plus notables ont été faites depuis quelque tems. Celui de la rue Mouffetard, qui, avec les eaux de presque tout le faubourg Saint-Marceau, entraîne une grande quantité d'immondices, est parfaitement construit et curé toutes les semaines avec le plus grand soin. Celui de la Salpêtrière, très-remarquable par ses influences fâcheuses, n'existe plus ; sa direction a été changée ; il coule maintenant directement à la Seine, sous une voûte solidement construite. Si l'égout bien plus considérable de l'abattoir de Villejuif y a été dernièrement dirigé, sa belle construction, sa pente extrême, et les trente-six mètres cubes d'eau qui le parcourent en vingt-quatre heures, loin de nuire à ce quartier, ne peuvent qu'ajouter aux moyens d'assainissement.

Rien n'a été fait à l'embouchure de la rivière

(1) Mr. Roger, commissaire de police, que nous avons déjà cité, nous a parlé de la justice des plaintes de tous les riverains relativement à l'imperfection du curage dans Paris ; s'ils cessent de faire de nouvelles réclamations, c'est qu'ils sont découragés par le peu de succès qu'ont eu toutes les démarches qu'ils ont faites à ce sujet depuis long-tems.

dans la Seine ; elle reste toujours encombrée d'une grande quantité de vase ; il en est de même des angles trop forts et trop droits qu'elle forme en plusieurs endroits de son cours et qui restent à corriger.

Enfin l'heureux résultat que paraît avoir eu sur la santé des habitans du voisinage, la destruction d'une maison située sur le pont aux Tripes, fait vivement désirer que la même mesure soit prise relativement aux bâtimens qui se trouvent encore à cheval sur cette partie de la rivière ; les masures n°. 179 et celles attenant sur le pont aux Tripes, devraient être entièrement rasées.

Dans l'intérêt des riverains de la partie de la Bièvre, comprise entre la rue du Jardin des Plantes et son embouchure, nous ajouterons à ces sages dispositions, la nécessité de supprimer tous les arbres plantés sur les rives, qui, par leurs branches et leurs racines, arrêtent les immondices et encombrent tellement la rivière, que souvent ils font élever considérablement son niveau. Il serait bon également de soutenir chaque berge à l'aide d'un petit mur, parce qu'en cet endroit la rivière se trouvant encaissée profondément, les éboulemens sont très-fréquens sur ses bords.

La simplicité de ces moyens, le peu de dépense qu'il faudrait faire pour les mettre à exécution, le besoin urgent qu'éprouve le faubourg St.-Marceau d'un assainissement indispensable, les vœux unanimes de tous les manufacturiers, toutes ces raisons nous font espérer que l'administration actuelle, si remarquable par sa sagesse, et à laquelle la capitale est redevable de si grandes et de si notables améliorations, jettera enfin un regard sur un quartier dont nous avons démontré l'utilité et l'importance relativement à l'industrie.

Néanmoins, comme il est à craindre que la petite quantité d'eau fournie par la Bièvre pendant la plus grande partie de l'année, et surtout pendant l'été, ne détruise ou au moins ne diminue beaucoup les résultats avantageux qu'on est en droit d'attendre de l'exécution des moyens proposés, nous allons exposer ce qui nous paraît convenable de faire pour augmenter le volume des eaux de cette rivière, pour rendre son cours toujours le même à toutes les époques de l'année, et entraîner promptement et sans frais dans la Seine, les immondices qui sont jetées continuellement dans son lit.

Quatre moyens aussi simples que faciles peuvent être mis en usage pour arriver à ce résultat; ils consistent :

1°. A faire quelques améliorations dans plusieurs parties du cours supérieur de la Bièvre;

2°. A retenir les eaux trop abondantes, dans l'ancien étang de la Meulière, dont on formerait un réservoir;

3°. A tirer parti des étangs qui se trouvent dans le voisinage;

3°. A former une écluse de chasse, immédiatement avant l'entrée de la Bièvre dans Paris.

§. III.

Améliorations qu'on peut apporter au cours supérieur de la Bièvre, pour augmenter le volume de ses eaux dans Paris.

PREMIER MOYEN.

Le premier moyen qu'on peut employer pour augmenter le volume des eaux de la rivière de Bièvre, consiste à soigner la partie supérieure de son cours; or, en parlant de la disposition particulière du lit de cette rivière, relativement au sol du vallon dans lequel il est creusé, nous avons fait remarquer que, se trouvant dans plusieurs points au-dessus du fond du vallon, les eaux montent avec la plus grande facilité au-dessus des bords, ce qui arrive fréquemment lorsque les meuniers les retiennent trop long-tems, lorsqu'ils font quelques réparations à leurs moulins, ou lorsque celui qui se trouve à la partie supé-

rieure, ne s'entendant pas avec celui qui est au-
dessous de lui, l'un fait tourner son moulin,
tandis que l'autre arrête le sien, ce que nous
avons vu quelquefois.

Cette cause de la perte d'une partie des eaux
de la Bièvre que nous avons dû signaler, est
certainement une des moins importantes; la plus
essentielle et la plus grave est due à la fraude de
tous les propriétaires riverains, qui, pour arroser
leurs prairies dans les tems de sécheresse, font
de petites saignées tout le long de la rivière, et
les multiplient à l'infini, soit pour répartir l'eau
plus uniformément, soit pour empêcher que la
fraude ne soit aperçue. Autant que nous avons
pu en juger, en traversant les prairies l'été dernier, bien avant la fenaison, la perte d'eau occa-
sionnée par cette pratique, doit être très-considérable; la fraude se fait si adroitement, que
nous aurions ignoré la cause de l'humidité incon-
cevable que nous trouvions dans ces prairies, si
l'explication ne nous en eût été donnée par plusieurs paysans du voisinage. Il est facile de détruire ces abus par une exacte surveillance, et
par l'établissement d'une sage police sur tout le
cours de la rivière.

Nous signalerons encore une autre cause de la
perte des eaux de la Bièvre, qu'on ne rencontre
que dans le voisinage des villages et des habita-

tions de la partie supérieure; elle consiste dans l'établissement de barrages que font les lavandières de ces villages, pour élever les eaux et faciliter leurs travaux; les eaux ainsi élevées doivent s'infiltrer en grande quantité dans le sol qui, en plusieurs points de cette partie de la Bièvre, n'est entièrement formé que de sable, comme nous l'avons dit à l'article qui traite de la géologie du vallon. En creusant le lit de la rivière, au lieu où sont placés ces barrages, on jouirait des mêmes avantages sans avoir leurs inconvéniens.

Nous ne pouvons douter que les nombreux herbages qui se trouvent dans toute l'étendue du lit supérieur, ne contribuent beaucoup aux infiltrations par les parties latérales de la rivière; ils forment par leur masse un véritable barrage, et augmentent considérablement le niveau des eaux; il serait donc bien important de les faire couper une ou deux fois l'année.

Enfin, l'évaporation qui doit se faire des eaux de cette rivière, dans les chaleurs de l'été, nous porte à conseiller ce qu'on emploie toujours en pareilles circonstances, c'est-à-dire, de faire planter des arbres touffus tout le long de son cours, pour la préserver, autant qu'il est possible, de l'action des rayons du soleil.

La répression des abus que nous venons de

signaler, nous paraît facile ; la coupe annuelle des herbages du lit de la rivière et les plantations d'arbres sur ses bords, ne coûteront presque rien ; les résultats avantageux sont pour nous de la dernière évidence.

DEUXIÈME MOYEN.

Le second moyen que nous proposons pour remédier à la pénurie des eaux de la rivière de Bièvre, dans les tems de sécheresse, consiste à rétablir l'ancien étang de la Meulière, qui, n'ayant pas été entièrement desséché, n'est plus actuellement qu'une véritable fondrière et un marais infect ; on en formerait un réservoir dans lequel les eaux inutiles s'accumuleraient pendant l'hiver, pour être lâchées à volonté quand il serait nécessaire : la levée de cet étang est encore intacte ; il ne serait pas très-dispendieux de l'élever un peu pour augmenter sa profondeur ; on pourrait même très-facilement établir au-dessus ou au-dessous de semblables réservoirs, en profitant du peu de largeur de la vallée, pour la barrer avec des digues ; on se servirait de l'eau de ces bassins, avant de recourir à ceux dont nous allons parler.

TROISIÈME MOYEN.

Ce troisième moyen consiste à tirer parti des

étangs qui se trouvent dans le voisinage de la source de la Bièvre, que l'on peut mettre facilement en communication avec elle, et qui par la masse d'eau qu'ils peuvent fournir, doivent tellement améliorer le cours de cette rivière, qu'il est surprenant qu'on n'y ait pas encore songé.

Trois étangs principaux peuvent être mis en communication avec la Bièvre :

1°. Celui de Saint-Quentin dans le grand parc de Versailles, et par lui beaucoup d'autres plus éloignés ;

2°. Celui du Trou-Salé ;

3°. Ceux de Saclé.

L'étang de Saint-Quentin présente une superficie de plus de *sept mille arpens* ; il a plus de *quinze pieds* de profondeur dans les plus hautes eaux, et *quatorze* seulement dans les eaux ordinaires ; il est le réceptacle de toutes les eaux fournies par les étangs nombreux qui sont dans le voisinage ; il est destiné à fournir de l'eau à une partie de la ville de Versailles, avec laquelle il communique par un aqueduc souterrain de près de trois lieues de long ; cet aqueduc, qui part du fond même du bassin, se voit à découvert sur une hauteur, à quatre ou cinq cents pas du chemin de Chevreuse, au milieu des bois de la Meulière ; il y a même en cet endroit une espèce de regard, par lequel toute l'eau de l'aqueduc, et par conséquent de l'étang, peut descendre dans la Bièvre; on y remarque toute l'année une petite infiltration.

On nous objectera peut-être que cette eau étant destinée à la ville de Versailles, on ne peut sous aucun prétexte, lui donner une autre destination; mais les renseignemens que nous avons pris, et des observations exactes, nous ont prouvé qu'une faible portion de cette eau était annuellement consommée soit par la ville, soit par les artifices du parc; et ce qui le prouve, c'est qu'il est souvent arrivé dans les grandes sécheresses, aux meûniers de la Bièvre, de s'entendre ensemble, et d'obtenir des inspecteurs de l'étang et de l'aqueduc, pour une faible rétribution, une quantité d'eau suffisante pour faire tourner leurs moulins, sans que cela ait jamais nui au service journalier de la ville de Versailles. Bien plus, cet étang bien empoissonné, est pêché tous les cinq ans, et réduit pour cela à quatre ou cinq pieds d'eau; or, pour l'amener à ce dernier niveau, quatre ou cinq mois sont à peine suffisans. On le vide par le regard du bois de la Meulière, dont nous venons de parler, *et ce sont ces eaux qui forment tous les cinq ans, les inondations périodiques de la Bièvre, que nous avons fait remarquer, et que tous les riverains nous ont citées, sans qu'aucun ait pu nous en donner la véritable explication.*

Si donc une masse aussi considérable d'eau, peut être fournie pendant *quatre mois* sans inconvénient ; et si l'on peut abaisser de dix pieds le niveau de l'étang sans nuire à la ville de Versailles, il est visible que toute cette eau ne lui est pas nécessaire, et qu'on peut sans inconvénient donner au surplus une autre destination ; remarquons qu'un seul hiver suffit, quand il n'est pas trop sec, pour ramener les eaux à leur premier niveau ; tout nous porte donc à croire qu'on pourrait faire de l'étang de St-Quentin une espèce de magasin où l'on tiendrait en réserve la quantité d'eau nécessaire, dans les tems de sécheresse, non-seulement aux établissemens de Paris, mais encore à tous ceux qui se trouvent situés au-dessus.

Cet étang communique avec un grand nombre d'autres, par le moyen de rigoles dont le développement est de plus de trente lieues, et dont quelques unes vont jusqu'à Rambouillet. Nous tenons des fontainiers et du directeur des eaux de Versailles, qu'on pourrait facilement, sans nuire à la ville, faire jouer les artifices du parc, trois fois plus souvent qu'on ne le fait ordinairement, avec la masse d'eau actuellement disponible, et qu'il serait facile d'augmenter cette masse d'eau de deux tiers, en rétablissant dans le voisinage de Versailles deux vastes étangs qui, depuis la révolution, ont été envahis et mis en culture.

Les ressources que pourraient encore fournir, deux autres étangs, quoique bien moins considérables et nullement à comparer à celui de Saint-Quentin, ne sont cependant pas à négliger; ces étangs sont ceux de *Saclé* et du *Trou-Salé*, situés l'un et l'autre à droite de la Bièvre, vis-à-vis le village de Jouy; ils communiquent l'un avec l'autre par des canaux souterrains et envoient leurs eaux à Versailles par l'aqueduc de Buc; l'état d'abandon ou paraît être l'étang de Saclé fait que l'eau n'y est pas aussi abondante que pourrait le permettre son étendue; cependant le gardien de l'aqueduc nous a dit, qu'on pourrait sans inconvénient en laisser écouler une partie dans la Bièvre, par un regard qu'il nous a montré au haut de la montagne, et que MM. Oberkampf et Séguin en avaient fréquemment obtenu la permission; il ne s'agirait donc que d'améliorer un peu les étangs et de soumettre au calcul la masse de leurs eaux, pour ne les distribuer qu'avec connaissance de cause, et avec toute la prévoyance et l'économie possibles.

Tous ces étangs sont en rase campagne et dépourvus de toute plantation sur leurs bords; ne pourrait-on pas les entourer de quatre à cinq rangs de peupliers ou autres grands arbres, principalement celui de Saint-Quentin, pour diminuer l'évaporation que le soleil et surtout les vents, doivent rendre très-abondante sur une aussi large surface ?

Les travaux faits anciennement par MM. Deparcieux, Chézy et Perronnet, lorsqu'il s'agissait d'amener l'Ivette à Paris, et de la faire tomber dans la Bièvre, ont prouvé la possibilité de ce projet; mais les dépenses énormes que nécessiterait son exécution doivent le faire rejeter : nous avons dû seulement faire remarquer sa possibilité pour compléter ce travail. Qui sait si le développement futur des manufactures sur la rivière des Gobelins, ne rendra pas un jour son exécution nécessaire ?

Tels sont les moyens que nous croyons pouvoir proposer, pour fournir en tout tems à la rivière de Bièvre la masse d'eau qui lui est nécessaire, et qui lui manque pendant une grande partie de l'année ; ils sont le résultat de la connaissance exacte que nous avons acquise de la topographie de cette rivière et de ses environs, depuis sa source jusqu'à son embouchure ; nous les proposons avec d'autant plus de confiance, que le succès en est infaillible, et qu'on peut les exécuter à très-peu de frais ; les étangs dont nous venons de parler sont du domaine de l'état ; on ne doit pas éprouver pour les concessions nécessaires, les mêmes difficultés que si l'on avait affaire à des particuliers.

Pour rendre aussi complet qu'il est possible, le perfectionnement que nous avons conçu pour l'assainissement du Faubourg Saint-Marceau, nous allons proposer un quatrième et dernier moyen, aussi simple que facile, et dont les conséquences avantageuses nous paraissent évidentes.

QUATRIÈME MOYEN.

Dans la supposition que l'eau soit toujours abondante, et qu'on ait enlevé tous les obstacles qui s'opposent à son libre cours dans l'intérieur de Paris, le courant ne sera jamais assez rapide pour entraîner les immondices, de sorte qu'elles s'amasseront dans les parties anguleuses, et surtout dans tous les endroits où la pente est faible, ce qui exigera de fréquens curages, toujours dispendieux, qui entraveront et suspendront même les opérations des manufacturiers, et ne feront qu'infecter l'air environnant. Pour obvier à ces inconvéniens, nous pensons qu'il serait nécessaire d'établir au-dessus de Paris, à peu de distance des murs, un vaste réservoir, dans lequel seraient reçues les eaux superflues de la Bièvre, celles par exemple qui coulent la nuit; ce réservoir une fois plein, on pourrait une ou deux fois par semaine, en ouvrir à la fois toutes les vannes, et établir ainsi une écluse de chasse,

un véritable torrent, à l'impétuosité duquel rien
de tout ce qui se trouverait dans le lit de la Bièvre ne pourrait résister. Sans parler des grands
avantages qu'on retire journellement de ce moyen
dans les ports de mer, nous trouvons dans Paris
même un exemple frappant de ces courans arti-
ficiels pour l'assainissement des cloaques et des
égouts ; voici ce qu'on lit à ce sujet dans le savant
mémoire de M. Gérard, sur la distribution inté-
rieure des eaux de l'Ourcq dans Paris, page 58
et suivantes :

« Avant la prévôté de M. Turgot, le grand
» égout de ceinture qui tombe maintenant au-
» dessous de Chaillot, n'était qu'un simple fossé
» creusé dans les marais du Temple, du faubourg
» Saint-Denis, de la chaussée d'Antin, de la Ville-
» l'Evêque et des Champs-Elysées, au pied des
» buttes de Belleville, de Montmartre et de Chail-
» lot, depuis le boulevard des Filles-du-Calvaire
» jusqu'au-dessous de la Savonnerie. Ce fossé
» recevait tous les égouts de Paris ; mais comme
» il s'encombrait quelquefois, soit par l'éboule-
» ment de ses berges, soit par la négligence des
» propriétaires riverains, les eaux chargées d'im-
» mondices y restaient stagnantes, ce qui occa-
» sionnait des exhalaisons dangereuses, et écar-
» tait de ce voisinage toute espèce d'habitation ;
» M. Turgot, après avoir fait revêtir de murs de

» soutenement les berges de ce cloaque, et en
» avoir fait paver le fond avec des dales de pierre
» de taille, pensa que le meilleur moyen de pro-
» curer un écoulement aux eaux bourbeuses qu'il
» recevait, était de le nétoyer par des lavages
» fréquens ; un vaste réservoir, qui pouvait con-
» tenir environ 22,000 muids d'eau, fut en con-
» séquence établi à l'origine de cet égout, vis-à-
» vis la rue des Filles-du-Calvaire ; les eaux de
» Belleville y étaient introduites avec celles
» de deux puits creusés dans la même enceinte ;
» ce volume d'eau était, à certains jours, lâché
» dans le grand égout, au moyen de bondes que
» l'on ouvrait à volonté. Le lavage du grand
» égout par un courant d'eau vive attira l'atten-
» tion publique et produisit les plus heureux ré-
» sultats ; bientôt on put s'établir sur les bords
» de cet ancien fossé, sans avoir à craindre au-
» cune exhalaison dangereuse ; les quartiers du
» faubourg Montmartre, de la chaussée d'Antin,
» de la Ville-l'Évêque et du faubourg Saint-Ho-
» noré se peuplèrent ; enfin le terrain devint si
» précieux dans ces différens quartiers, que les
» riverains du grand égout, demandèrent et ob-
» tinrent la permission de le couvrir d'une voûte,
» qui fut exécutée à leurs frais. »

Si un résultat aussi heureux a été la consé-
quence d'un moyen simple et ingénieux, conseillé

par un philantrope éclairé, le ministre Turgot, nous pouvons espérer que le même moyen que nous proposons, aura le même effet pour la Bièvre, qui, sous tous les rapports, peut être assimilée à un véritable égoût. La disposition du vallon entre le grand et le petit Gentilly, rend l'exécution de ce projet extrêmement facile.

Il n'est besoin, pour cela, d'aucune construction : un simple barrage en terre d'un côteau à l'autre est tout ce qui sera nécessaire.

Tel est le résultat des travaux que nous avons entrepris sur l'état actuel de la rivière de Bièvre. On a pu voir, par les détails dans lesquels nous sommes entrés, que nous n'avons épargné ni dépenses, ni soins, ni fatigues, pour nous procurer toutes les connaissances qui nous étaient nécessaires, et que ce travail peut être considéré comme complet. Les améliorations que nous proposons sont tellement indispensables ; les conséquences qu'elles auront infailliblement, sont tellement avantageuses pour le bien-être, pour la santé des riverains et pour le succès de leurs travaux, que tout nous fait regretter qu'on les ait jusqu'ici négligées.

Il nous semble qu'il serait important pour l'assainissement, la salubrité, et l'agrément de Paris, de reléguer sur les bords de la rivière de Bièvre toutes les professions sales et dégoûtantes exercées dans l'intérieur de Paris, particulièrement celles de teinturiers, de chapeliers et autres, qui infectent les ruisseaux et rendent si désagréables le quartier des Arcis et toutes les rues qui partent de la rue Beaubourg ou qui l'avoisinent. Sous Louis XIV, les tanneurs et les mégissiers occupaient les rives de la Seine, depuis la Grève jusqu'au pont Notre-Dame ; une ordonnance les força de quitter ce quartier et de se retirer sur la Bièvre, lorsqu'on voulut construire le quai de Gèvres ; et certes, personne ne s'avisera de contester que cette mesure n'ait été utile aux manufacturiers eux-mêmes, et n'ait puissamment contribué à l'agrément et à la salubrité du quartier ; il en sera de même des mesures que nous proposons pour les autres professions: les rues où elles s'exercent, devenant moins désagréables, seront recherchées, les édifices qui y sont acquerront de la valeur, et rapportant davantage, la ville se trouvera amplement dédommagée des légers sacrifices qu'elle aura pu faire. C'est au moment où la population de Paris augmente avec une rapidité incroyable, et où les fabriques se multiplient journellement, qu'il est du devoir des magistrats éclairés de prévenir l'encombrement trop grand de la population sur un seul point, et surtout l'accumulation des fabriques, puisqu'il est d'observation, que par la seule cause de cette accumulation, des établissemens innocens par eux-mêmes, peuvent devenir extrêmement dangereux. La dérivation du bassin de l'Ourcq, que l'on mène dans ce moment même, dans le faubourg St.-Marceau, et qui peut et doit aller bien au-delà du Jardin des Plantes, pourra fournir en abondance à toutes ces professions, la belle eau qui leur est indispensable pour leurs opérations.

CONCLUSION.

Notre conclusion renfermera simplement l'exposé du moyen qui nous paraît le plus convenable, pour faire promptement et à peu de frais à la rivière de Bièvre, toutes les améliorations proposées.

L'esprit d'association qui a eu tant d'heureux résultats chez un peuple voisin, et qui fait heureusement chaque jour de nouveaux progrès parmi nous, démontre qu'une compagnie peut seule entreprendre ces travaux, et les amener à leur perfection; c'est également l'opinion d'un savant distingué, M. Rouard, ancien directeur des Gobelins, qui a bien voulu nous donner là-dessus quelques renseignemens. Il appartient aux manufacturiers riches des bords de la Bièvre, de se mettre à la tête de cette entreprise et de devenir les bienfaiteurs de leurs concitoyens ; par ces améliorations, ils augmenteront leurs ressources et leurs richesses, et mériteront la reconnaissance d'une nombreuse population.

En soumettant le manuscrit de ce travail à M. le Préfet de la Seine, il a eu la bonté de l'examiner avec nous avec beaucoup de soin, et de nous donner de vive voix des encouragemens très-flatteurs. La demande que cet administrateur éclairé nous a faite alors était toute naturelle : Quels seront les frais nécessités par les améliorations que vous proposez ? Pour répondre exactement à une question aussi sage, il aurait fallu nousoccuper d'un devis, qui est entièrement du ressort des entrepreneurs publics, ingénieurs hydrographes, architectes, terrassiers, etc. etc. Nous n'avons eu en vue dans nos recherches, que l'examen d'un sujet qui est entièrement de notre domaine, la salubrité publique, et nous y avons consacré tout notre tems ; néanmoins, en examinant sur notre plan le développement du terrain, M. le Préfet a pensé avec nous, que l'on pouvait évaluer approximativement, les dépenses pour l'exécution des moyens proposés, à la somme de trois à quatre cent mille francs. Qu'est cette somme pour la capitale de la France, lorsqu'on pense aux avantages qu'elle doit en retirer?

Nota. M. Blondeau, pharmacien distingué, a dernièrement confirmé, par un analyse chimique des eaux de la Bièvre, l'exactitude de celle que nous avons annoncée.

RENVOIS DU PLAN

REPRÉSENTANT LE COURS DE LA RIVIÈRE DE BIÈVRE
DANS L'INTÉRIEUR DE PARIS.

No.
- 1. — Rivière de Seine.
- 2. — Pont d'Austerlitz.
- 3. — Quai de l'Hôpital.
- 4. — Quai Saint-Bernard.
- 5. — Embouchure de la Bièvre dans la Seine.
- 6. — Jardin des Plantes.
- 7. — Dépôt des laines.
- 8. — Moulin à papier.
- 9. — Puits pour le service de la papeterie.
- 10. — Déversoir du moulin.
- 11. — Hospice de la Salpêtrière.
- 12. — Ancien égout de la Salpêtrière, aujourd'hui comblé.
- 13. — Nouvel égout de la Salpêtrière.
- 14. — Abattoir de Villejuif.
- 15. — Égout de l'Abattoir.
- 16. — Restaurateurs et maisons particulières.
- 17. — Distillerie.
- 18. — Maison de santé de M. Esquirol.
- 19. — Fabrique de schals.
- 20. — Blanchisserie de couvertures.
- 21. — Salpêtrier.

N°. 22. — Fabrique de bleu de Prusse.

23. — Amidonier.

24. — Amidonier.

25. — Amidonier.

26. — Magasin de peaux fraîches, venant des abattoirs.

27. — Amidonier.

28. — Tanneur.

29. — Moulin à farine et fabrique de vermicel.

30. — Déversoir du moulin.

31. — Hospice de la Pitié.

32. — Vaste amphithéâtre de dissections.

33. — Amidonier.

34. — Charon.

35. — Mégissier.

36. — Mégissier.

37. — Mégissier.

38. — Tanneur.

39. — Maroquinier.

40. — Brasseur.

41. — Tanneur.

42. — Filature de coton.

43. — Filature de coton.

44. — Distillerie.

45. — Teinturier en peaux.

46. — Chantiers.

47. — Fontaine d'Austerlitz.

48. — Charpentier.

49. — Fabricant de mottes.

50. — Jardinier fleuriste.

51. — Deversoir principal de la rivière, dans le Faux-Ru.

Nº. 52. — Faux-Ru.

53. — Ancien cimetière de Clamard.

54. — Mégissier.

55. — Boulangerie générale des hôpitaux de Paris.

56. — Mégissier.

57. — Mégissier.

58. — Mégissier.

59. — Tanneur.

60. — Tanneur.

61. — Tanneur et hongroyeur.

62. — Tanneur.

63. — Maroquinier.

64. — Maroquinier.

65. — Mégissier.

66. — Manufacture de bleu de Prusse.

67. — Amidonier.

68. — Fabricant de cartons.

69. — Amidonier.

70. — Amidonier.

71. — Vaste filature de laine.

72. — Maroquinier.

73. — Tanneur.

74. — Tanneur.

75. — Tanneur.

76. — Tanneur et Maroquinier.

77. — Tanneur.

78. — Mégissier.

79. — Tanneur et hongroyeur.

80. — Tanneur.

81. — Tanneur.

82. — Tanneur.

83. — Maroquinier.

84. — Maroquinier.

85. — Mégissier.

86. — Tanneur. (A côté se trouve l'égout de la rue Mouffetard.)

87. — Tanneur.

88. — Eglise de Saint-Médard.

89. — Pont aux Tripes.

90. — Réunion des deux bras de la rivière.

91. — Mégissier.

92. — Mégissier.

93. — Laveurs de vieux chiffons.

94. — Mégissier.

95. — Mégissier.

96. — Mégissier.

97. — Mégissier.

98. — Vastes bâtimens occupés par un grand nombre de blanchisseuses.

99. — Amidonier.

100. — Mégissier.

101. — Moulin à broyer des couleurs.

102. — Vaste lavoir de blanchisseuses.

103. — Maroquinier.

104. — Tanneur et hongroyeur.

105 — Tanneur.

106. — Mégissier.

107. — Mégissier.

108. — Brasseur.

109. — Tanneur.

110. — Mégissier.

111. — Mégissier.

112. — Tanneur.

113. — Fabricant de mottes.

114. — Peaucier et blanchisseuses.

115. — Blanchisseuses.

116. — Brasserie.

117. — Machine à vapeur pour broyer des couleurs.

118. — Fabricant de mottes.

119. — Fabrique de bleu de Prusse et de noir d'ivoire.

120. — Lavoir de blanchisseuses.

121. — Lavoir de blanchisseuses,.

122. — Teinturier.

123. — Tanneur.

124. — Tanneur.

125. — Manufacture des Gobelins.

126. — Lavoir de Blanchisseuses.

127. — Filature de coton.

128. — Séchoirs et étendoirs des Blanchisseuses.

129. — Moulin de Croulebarbe.

130. — Amidonier.

131. — Fossé très-profond, formant un angle droit avec le cours de la rivière inférieure, et recevant ses eaux.

132. — Quatre grands bassins recevant l'eau de la rivière qui y entre contre son propre cours par le fossé (131), et dans lesquels elle est en stagnation parfaite.

133. — Jardins potagers.

134. — Jardins dépendant des Gobelins.

135. — Bassin allongé, plus bas que le lit de la branche supérieure de la rivière, dont il reçoit l'eau au moyen d'une bonde.

136. — Quatre petits bassins alimentés par des infiltrations.

137. — Déversoir de Croulebarbe.

Nº. 138. — Ancien bassin à moitié comblé.

139. — Clos Payen.

140. — Fabrique de cartons.

141. — Fabrique de savons.

142. — Nombreux couloirs de blanchisseuses.

143. — Boulevard des Gobelins.

144. — Barrière d'Italie.

145. — Ponts en pierre pour le passage des deux bras de la rivière.

146. — Grilles avec treillage maillé, pour prévenir la contrebande.

147. — Lavoir de laines.

148. — Echaudoir et boyauderie.

149. — Fabrique d'acides, de chandelles et de savon.

150. — Vaste blanchisserie de toile.

151. — Nombreux lavoirs des blanchisseuses du Petit-Gentilly.

152. — Prairie désignée sous le nom de la Glacière.

153. — C'est un peu au-dessus de ce point, que pourraient être établis le réservoir et l'écluse de chasse.

Imprimerie de DONDEY-DUPRÉ, rue St.-Louis, Nº 46, au Marais.

Rue d'Orléans

Jardin des Plantes

Pont du 2.° jardin du Roi

Rue de Buffon

Rue du Jardin du Roi

Bièvre Rivière

la Seine

Rue de Poliveau

de l'Hôpital

PLAN ET DÉTAILS
de la rivière de Bièvre,
Depuis son entrée dans Paris
jusqu'à son embouchure,

avec indication par ordre numérique des Manufactures et des Usines
situées sur ses bords.

Levé et dressé sur les lieux par les auteurs du Mémoire.

1822.

St. Médard

Rue Censier

Rue d'Orléans

Rue

Jar

Bièvre Rivière

Lourcine

Rue de

Rue du moulin de la Rue

Rue de la Rue à Moulin

Scipion

Rue de Peliveau

Rue du Pt Moine

Cimetière de Clamart

Bièvre

R. des Cordiers

R. de l'Espérance

R. Pierre-aultin

Rue

des Fossés St Marcel

Rue de la Pointe Rouseau

Bièvre

Rue

Boulevard de l'Hôpital

Gobelins

R. de Croulebarbe

Bièvre

Rue

PLAN

de la ri

Depuis so

jusqu

avec indication par ordre n

Levé et dressé sur

ard des Gobelins

144

Rue de Paris au

Rue de

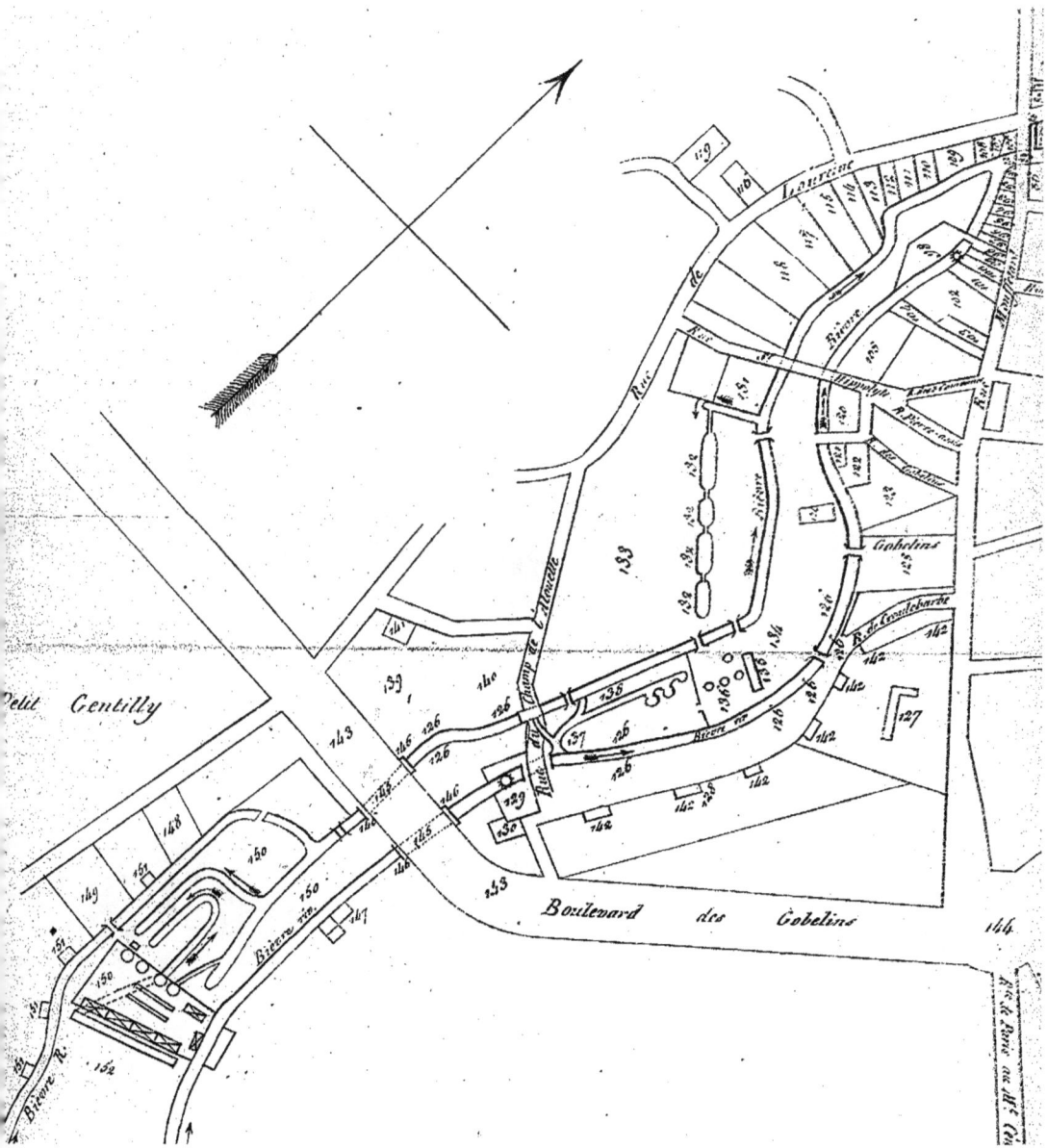

Petit Gentilly

Boulevard des Gobelins

www.ingramcontent.com/pod-product-compliance
Lightning Source LLC
Chambersburg PA
CBHW071526200326
41519CB00019B/6088